AF463632

LE

SYSTÈME CAPILLAIRE SANGUIN.

Paris. — Imprimé par E. THUNOT ET Ce, rue Racine, 26.

ANATOMIE ET PHYSIOLOGIE

DU

SYSTÈME CAPILLAIRE SANGUIN

PAR

L.-A. SEGOND,

BIBLIOTHÉCAIRE A LA FACULTÉ DE MÉDECINE DE PARIS, MEMBRE DE LA SOCIÉTÉ DE BIOLOGIE.

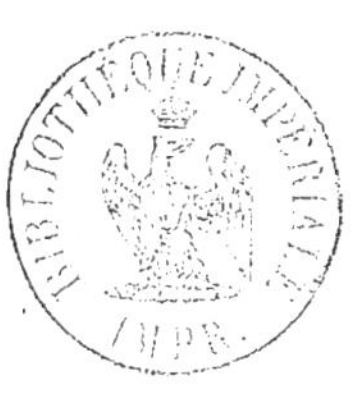

Avec deux Planches dessinées d'après nature.

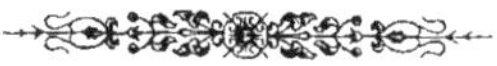

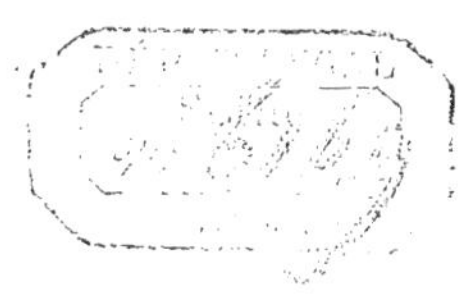

A PARIS,

CHEZ J.-B. BAILLIÈRE,

LIBRAIRE DE L'ACADÉMIE IMPÉRIALE DE MÉDECINE,

Rue Hautefeuille, 19.

1853

LE

SYSTÈME CAPILLAIRE SANGUIN.

L'organisme des animaux, sauf dans les degrés inférieurs de la hiérarchie zoologique, est parcouru de canaux ramifiés dans lesquels circulent les principaux liquides de l'économie. L'ensemble de ces canaux peut être considéré comme une véritable cavité intérieure close de toutes parts. Dans les cas les plus simples un seul système de canaux suffit aux conditions d'existence; mais du moment où les fonctions se spécialisent, on voit tel liquide affecter tel ordre de vaisseaux et les vaisseaux eux-mêmes présenter des modifications spéciales en rapport avec le liquide qu'ils mettent en circulation. C'est ainsi que dans les cas les plus complexes, le liquide principal, concourant au mouvement de composition et de décomposition, le *sang*, un autre liquide très-général, la *lymphe*, et enfin le liquide provenant de l'absorption intestinale, le *chyle*, suivent des voies particulières. Dans les vaisseaux du sang comme dans ceux de la lymphe, il faut distinguer des organes spéciaux d'impulsion, les *cœurs;* des canaux de distribution, *artères*, *veines*, *lymphatiques*, *chylifères;* enfin des canaux de pénétration répandus dans l'intimité des tissus, sous forme de réseaux déliés, les *capillaires.*

En considérant donc ici, d'une manière particulière, l'appareil de la circulation du sang, nous dirons que les capillaires sanguins sont les dernières ramifications que le sang parcourt dans les différentes parties d'un organisme, ramifications qui se continuent, d'une part, avec les artères; d'autre part, avec les veines.

La continuité des capillaires avec les artères et les veines étant ainsi reconnue, il nous serait difficile, pour le moment, d'établir où commence et finit un tel système de vaisseaux. J'espère néanmoins que les détails que je donnerai plus loin sur leur structure permettront d'atteindre à cet égard un assez haut degré de précision. Il importe cependant, dès le début de ce travail, de considérer le système capillaire sanguin comme un sujet d'étude parfaitement distinct, proposition que je m'efforcerai d'établir dans le cours de cette thèse, aussi bien au point de vue anatomique qu'au point de vue physiologique. Dès le milieu du dix-septième siècle, des observations positives permirent de reconnaître que le sang artériel ne s'épanche pas, suivant la notion vague des anciens, dans le *parenchyme* des organes, mais suit, entre les artères et les veines, des voies fixes dans leur direction et leur forme. Toutefois ce n'est qu'à partir de Bichat que la considération spéciale du système capillaire fut inaugurée, malgré de très-grandes imperfections anatomiques. Depuis, tous les bons esprits se sont rangés à cette manière de voir, et je regrette d'en excepter ici Muller, qui, tout en reconnaissant certains caractères spéciaux des capillaires, n'admet pas la distinction de Bichat. Pour lever l'objection qu'on pourrait appuyer du nom de ce physiologiste, je ferai remarquer que le sujet même de ma thèse, tel qu'il a été posé, implique un sentiment analogue à celui de Bichat, sentiment que les travaux positifs d'anatomie et de physiologie me paraissent appuyer aujourd'hui d'une manière irrévocable.

ANATOMIE DES CAPILLAIRES SANGUINS.

En comprenant sous la dénomination de capillaires sanguins, les plus petits vaisseaux visibles à l'œil nu et ceux que l'on ne peut observer qu'avec des verres grossissants, nous en formerons, avec Prochaska, trois catégories; seulement, au lieu de les caractériser par les expressions de *tenuia*, *tenuiora*, *tenuissima*, j'emploierai la répartition en trois *variétés* de M. Ch. Robin, qui, dans cette question, comme dans beaucoup d'autres sujets d'anatomie générale, a porté une grande netteté d'observation.

Dans la première variété, répondant aux *tenuissima* de Prochaska, les capillaires ont un diamètre qui varie entre 0,007 et 0,030 de millimètre; *une seule tunique les constitue.*

Dans la seconde, le diamètre varie entre 0,030 et 0,060, et *il y a deux tuniques.*

Dans la troisième variété, le capillaire visible à l'œil nu, surtout dans les congestions pleurales et péritonéales, *a trois tuniques* et son diamètre varie entre 0,060 et 0,120 de millimètre. Nous verrons dans cette troisième variété, qui fait la transition des capillaires aux vaisseaux de distribution, comment on distingue le capillaire artériel du capillaire veineux : distinction impossible pour les deux autres variétés.

Première variété (pl. I, fig. 1). — Les capillaires de cette variété ont un diamètre transversal ou largeur qui varie depuis 0^{mm},007, diamètre du globule sanguin, jusqu'à 0^{mm},025 et même 0^{mm},030. Isolés par dilacération, dans le testicule, les reins, les nerfs, la substance cérébrale ou la rétine, et observés à un grossissement de 500 à 550 diamètres, ces capillaires se présentent sous la forme d'un petit cylindre flexueux ou rectiligne, transparent, incolore, à bords nets, régulièrement parallèle et s'écartant peu à peu à mesure que le conduit s'élargit. L'acide acétique augmente leur transparence, les ramollit en les gonflant légèrement, mais ne les dissout pas; il en est de même de l'acide nitrique étendu. Cette propriété chimique permet de les distinguer au milieu des fibres du tissu cellulaire ou du tissu musculaire qui deviennent gélatineuses ou se dissolvent dans l'acide acétique.

La structure du cylindre capillaire présente à considérer une cavité régulière et une paroi. Celle-ci varie, en épaisseur de 1 à 2 millièmes de millimètre, suivant le calibre du conduit. Si dans les capillaires du diamètre des globules du sang (0^{mm},007) on défalque l'épaisseur des parois, le calibre se trouve réduit à 0^{mm},005. Je trouve signalées dans mes notes du cours de M. Robin, qui a donné beaucoup de précision à cette description, des observations analogues faites chez les poissons, les reptiles et les oiseaux dont les globules sanguins ovales sont plus larges que ceux de l'homme. La ligne qui détermine la limite interne (*contour interne* des auteurs) de la paroi est plus pâle, mais aussi nette que l'externe; elle ne se voit pas ou presque pas lorsque les deux faces opposées du cylindre capillaire sont devenues contiguës par suite d'un aplatissement. La tunique ou paroi du conduit capillaire existe dans tous les tissus pénétrés par le sang, même dans le foie, le poumon, etc., où quelquefois elle a été niée. Partout elle est formée d'une substance entièrement homogène (pl. I, fig. 1 et 2), sans fibres ni stries, et surtout sans trous, fissures ni éraillures, ce qui exclut la possibilité des hémorrhagies par *exsudation* admises par quelques pathologistes, ou bien encore la nutrition par imbibition directe adoptée par quelques naturalistes. Cette substance homogène des parois est de l'ordre de celles qui portent dans leur épaisseur des corpuscules ou noyaux analogues à ceux des cellules; noyaux qui en font partie et qu'on ne peut en séparer que par l'action de réactifs énergiques et décomposants. Les noyaux de la paroi des capillaires sont généralement ovoïdes, quelquefois ronds, et ayant leur grand diamètre toujours dirigé parallèlement à l'axe du vaisseau (pl. I, fig. 2), ou à peine oblique. Le diamètre longitudinal de ces noyaux varie entre $0^{mm},010$ et $0^{mm},020$; leur largeur est communément moitié moindre ; elle est relativement moindre encore dans les plus longs, qui sont quelquefois flexueux (pl. I, fig. 1 *a*). Ces noyaux présentent en outre quelques granulations grisâtres, et peuvent même offrir un ou deux nucléoles de 1 à 2 millièmes de millimètre.

Il n'est pas rare de les voir saillants du côté de la face externe des parois du capillaire, (pl. I, fig. 2 *aa*); le plus souvent ils sont contenus dans le milieu de l'épaisseur même de la tunique ; on en voit aussi qui font saillie du côté de la cavité du capillaire, de manière à rétrécir son calibre à ce niveau (pl. I, fig. 1 et 2 *bb*). L'acide acétique qui pâlit la tunique, n'exerce aucune action appréciable sur ces corpuscules. Dans les capillaires de 0,007 à 0,010 de millimètre, les noyaux forment ordinairement une série simple dans laquelle ils sont assez régulièrement espacés ; parfois aussi on les voit très-rapprochés les uns des autres.

Ils peuvent se présenter déposés alternativement d'un côté et de l'autre, ou d'un seul côté, ou bien enfin, il peuvent former deux rangées parallèles placées directement en face l'une de l'autre. Assez souvent on rencontre un noyau à l'angle d'abouchement de deux capillaires.

Ce qu'il y a de plus important à noter par l'observation et la détermination de cette tunique, c'est que les noyaux ovales ont leur grand diamètre parallèle à l'axe longitudinal du vaisseau ; ce caractère nous fournira plus loin un moyen très-simple pour distinguer les deux tuniques des capillaires de la seconde variété.

Il est bon d'observer que dans les capillaires du vieillard la tunique homogène des capillaires se remplit naturellement de granulations graisseuses (pl. I, fig. 3), de telle sorte que cette altération athéromateuse ou graisseuse qui souvent devient cause de phénomènes morbides, est un fait de *modification sénile* naturelle aux capillaires. J'y reviendrai plus loin en traitant des altérations de ces vaisseaux. Quant aux caractères fournis par l'inspection des capillaires d'un adulte, ils offrent une grande généralité aussi bien suivant les différentes parties de l'organisme que suivant des organismes différents. Toutefois les noyaux des parois peuvent être un peu plus ou un peu moins abondants dans tel ou tel tissu ; M. Robin croit avoir constaté que les noyaux sont plus rapprochés dans les capillaires du rein, dans ceux du parenchyme testiculaire et de quelques glandes, que dans le cerveau, la pie-mère, le poumon, etc.

Seconde variété. — En passant à des capillaires qui ont en diamètre plus de 0mm,025 ou 0mm,030 et ordinairement moins de 0mm,070 de millimètre, nous avons des vaisseaux pourvus d'une double paroi. La plus interne n'est que le prolongement de celle qui constitue seule les capillaires de la première variété; seulement, elle détermine un canal dont le calibre est plus grand; elle est appliquée et soudée à la face interne de la tunique extérieure, de telle manière que nulle trace de leur union ne se montre ni sous forme de ligne ni sous forme d'intervalle.

Du reste la disposition de ses noyaux et leur direction la distinguent facilement de la suivante. Une particularité relative au mode de rupture des deux tuniques et dont il sera question plus loin, la fait également distinguer mécaniquement, avec netteté, et donne beaucoup de valeur à la distinction basée sur la direction longitudinale des noyaux. Il est à noter que dans la plupart des capillaires, à mesure que leur diamètre s'élargit, les noyaux de la tunique interne s'écartent les uns des autres, de telle sorte que l'intervalle qui les sépare devient plus grand que celui qu'on observe entre les noyaux des épithéliums à cellules même très-larges, tel que celui de l'œsophage. Ce fait suffit, d'après M. Robin, pour éloigner tout rapprochement de ces noyaux avec ceux d'un épithélium qui tapisserait la face interne des capillaires de cette variété et même de la troisième. Il est presque superflu d'ajouter qu'on ne voit entre ces noyaux de la tunique interne, aucune ligne circonscrivant les formes polygonales propres aux cellules des épithéliums des gros vaisseaux.

La *deuxième membrane* caractéristique des capillaires de cette variété est plus épaisse que la précédente; elle a de 0mm,002 jusqu'à 0mm,004 de millimètre; sa substance amorphe aurait le même aspect que celle des plus petits capillaires, si elle n'était toujours finement granuleuse (Ch. Robin). Ce qui la distingue encore, c'est la présence de noyaux allongés (Pl. II, fig. 1.), noyaux dont le plus long diamètre est disposé perpendiculairement à l'axe du vaisseau, au lieu d'être parallèle à cet axe, comme dans la tunique interne ou tunique des capillaires de la première variété.

Tout aussi homogène que la substance des capillaires de la première variété, elle est également sans fibres, stries, ni éraillures. L'acide acétique ne la détruit pas, mais la rend un peu plus transparente et la gonfle en rendant ses noyaux plus évidents.

Les noyaux de cette seconde tunique sont plus nombreux que ceux de la couche interne. Ils sont ovales, étroits, allongés, leur longueur peut atteindre $0^{mm},045$, tandis que leur largeur dépasse rarement $0^{mm},005$ ou $0^{mm},006$. Il n'est pas rare de les voir légèrement flexueux à bords un peu irréguliers, avec des extrémités souvent terminées en pointe. Ils sont incolores, un peu grisâtres par suite de la présence de fines granulations moléculaires dans leur épaisseur, et le plus souvent sans nucléoles. L'acide acétique est sans action sur eux.

Il est un fait physique, dépendant uniquement du mode d'examen qu'on emploie pour l'étude de ces capillaires, qui doit être noté ici. Les noyaux transverses se présentent tels que nous venons de les décrire, lorsqu'on les examine vers l'axe du cylindre vasculaire. Mais ceux qui se trouvent sur les bords de la préparation (suivant l'expression de laboratoire) entre les deux lignes parallèles qui, de chaque côté du capillaire, limitent l'épaisseur de sa paroi (Pl. II, fig. 1.), ceux-là, dis-je, ne se présentent plus à l'observateur dans le sens de leur longueur, mais par leur extrémité même. Ce n'est plus alors une coupe longitudinale des noyaux qu'on voit, mais la coupe transversale qui est circulaire; ce qui fait que les bords des capillaires de cette variété semblent pourvus d'une rangée de petits noyaux ronds plus ou moins rapprochés, qui ne sont que les noyaux allongés vus par le bout.

La deuxième membrane à noyaux transverses ne se montre pas brusquement sur les capillaires de la première variété; M. Robin ayant examiné une assez grande étendue d'un vaisseau pour constater où commence cette variété, a vu peu à peu des noyaux transverses ou obliques à l'égard des noyaux longitudinaux se montrer sur le capillaire, sans que d'abord sa paroi soit plus épaisse; les choses restent ainsi dans une longueur de deux ou trois dixièmes de millimètre, mais en faisant glisser la lame porte-objet de manière à voir une plus grande longueur de vaisseau, on arrive insensiblement à des parois de 3 à 5 millièmes de millimètres, offrant la disposition anatomique que j'ai fait connaître.

Un accident de préparation assez fréquent permet encore de distinguer les deux couches, c'est que dans les ruptures de capillaires opérées par la dilacération au moyen des aiguilles, les deux tuniques se rompent assez souvent à des niveaux différents.

Henle qui a parfaitement décrit la première variété, admet dans la seconde, outre la tunique à noyaux ovales en travers, une couche intérieure d'épithélium nucléaire. Je n'ai pas vu cette couche épithéliale même dans les capillaires de la troisième variété et M. Ch. Robin qui a fait à cet égard de nombreuses observations n'a jamais rencontré cette couche épithéliale. Un véritable épithélium existe bien chez l'embryon, sur la tunique commune de Bichat dans les artères et les veines. A partir de la naissance, cet épithélium ne se rencontre plus que par petits groupes de cellules isolées, mais rien de semblable ne se présente pour les capillaires. Nous réduirons donc la composition anatomique des capillaires de la deuxième variété à ce qu'elle est, c'est-à-dire à deux tuniques : l'interne à noyaux ovales en long, l'externe à noyaux ovales en travers.

Il est une particularité décrite par M. Robin dans ses cours, c'est que dans le tissu cellulaire, dans les glandes, les noyaux transverses sont généralement plus abondants que ceux de la même tunique des capillaires du cerveau, de la moelle épinière et du tissu médullaire des os. Cet anatomiste décrit d'autre part des capillaires se rencontrant surtout dans la moelle et le cerveau, dans lesquels la tunique externe est pourvue de noyaux sphériques au lieu de noyaux allongés et sans mélange de ceux-ci, ni continuité avec un capillaire de cette même variété à noyaux allongés. Ces noyaux sphériques sont inégalement distribués dans l'étendue d'un même capillaire (pl. I, fig. 5); tantôt ils sont très-rapprochés de manière à masquer les noyaux longitudinaux de la tunique interne, tantôt au contraire ils sont assez éloignés les uns des autres. Ces noyaux sphériques larges de $0^{mm},005$ à $0^{mm},007$, assez granuleux, sans nucléole, se rencontrent chez l'adulte comme chez les vieillards et les enfants. Enfin, sans empiéter sur ce que je dirai des vaisseaux larges de cette deuxième variété ou de la première dans le cancer, il importe de noter encore qu'il n'est pas rare de trouver, dans le cerveau en particulier ou dans la pie-mère, des capillaires à noyaux ronds qui, pourvus seulement des deux tuniques décrites plus haut, ont le diamètre des capillaires de la troisième variété et même plus, c'est-à-dire quelquefois jusqu'à $0^{mm},135$ (comparer la fig. 5, pl. I à la fig. 4 de la même pl.).

La tunique externe des capillaires de la deuxième variété ou à deux tuniques, est plus sujette aux dépôts séniles de gouttes graisseuses que la tunique interne. D'après M. Robin, lorsqu'on trouve des gouttes graisseuses dans les capillaires à une seule tunique, on est sûr d'en observer en plus grande quantité encore dans ceux de la deuxième, et surtout dans leur tunique externe. Sur des sujets morts d'affections les plus diverses, on peut rencontrer des capillaires devenus presque opaques par suite de la grande quantité de gouttes graisseuses déposées dans l'épaisseur de leur paroi, et surtout dans la tunique externe. Il n'est pas rare alors de voir les noyaux transverses de cette dernière avoir complétement disparu, tandis que les noyaux longitudinaux de la tunique interne persistent (tel était le cas du capillaire cérébral que j'ai fait figurer pl. II, fig. 2); quelquefois enfin les noyaux longitudinaux de la tunique interne ont disparu aussi bien que les précédents. On peut du reste trouver cette altération dans une partie plus ou moins limitée du cerveau, de la pie-mère, des muscles ou autres tissus et rencontrer les capillaires avec leur état normal dans une région toute voisine du même organe, sans que rien puisse faire comprendre la cause première de cette inégalité de distribution de la lésion. C'est dans la description des capillaires pris en eux-mêmes que j'ai dû signaler ces dispositions, car on les trouve déjà sur des sujets âgés seulement de 50 à 60 ans et dans des organes complétement exempts de la lésion qui a causé la mort du sujet observé.

Troisième variété. — Les capillaires de cette dernière variété ont de 0,060 à 0,130 de millimètre. Un caractère des plus tranchés les distingue, c'est l'adjonction d'une troisième tunique aux deux précédentes (pl. I, fig. 4, *a*, *a*, *b*).

Cette nouvelle tunique extérieure, véritable couche adventice, est onduleuse, striée longitudinalement (fig. 4, *c*, *d*). La striation y dépend de fibres flexueuses dans le sens de la longueur du vaisseau, fibres analogues à celles du tissu lamineux. Cette couche qu'on surprend quelquefois s'ajoutant peu à peu aux capillaires de la deuxième variété (pl. I, fig. 4, *b*, *b*), mince d'abord, prend bientôt une épaisseur de 10 à 12 millièmes de millimètre.

L'acide acétique, l'acide azotique étendu, gonflent les fibres de telle sorte que dans le capillaire traité par ces réactifs, la troisième tunique double et triple d'épaisseur. On observe alors quelquefois, dans son épaisseur, des noyaux fibro-plastiques, offrant diverses directions qui auparavant étaient invisibles; on y rencontre aussi, dans certains cas, des fibres de tissu élastique, insolubles dans l'acide acétique, peu flexueuses, rarement bifurquées et assez courtes pour qu'on en voie les deux bouts. Cette troisième tunique se distingue donc nettement des deux autres tuniques parfaitement reconnaissables, du reste, à leurs noyaux diversement disposés et offrant toutes les particularités décrites précédemment (pl. I, fig. 4, *e*, *e*). Néanmoins, dans cette troisième variété, la deuxième tunique, lorsqu'on arrive à des capillaires de 0,150 de millimètre, n'est plus parfaitement homogène, elle se strie en travers, résiste à l'action de l'acide acétique, tandis que la tunique interne elle-même tend à prendre l'aspect de la tunique commune de Bichat, c'est-à-dire qu'elle devient fibroïde et perd ses noyaux. Ce n'est pas tout : la complexité des capillaires dans cette troisième variété, est assez prononcée pour qu'on puisse distinguer ceux qui s'abouchent avec des artères, de ceux qui s'abouchent avec les veines. En effet, à diamètre égal, la paroi totale du capillaire veineux est plus mince que celle du capillaire artériel. Cette différence se présente même pour un capillaire veineux dont le diamètre total dépasse celui du capillaire artériel. On remarque en outre que le capillaire veineux, qui est venu s'accoler parallèlement à un autre conduit, est ordinairement gorgé de globules sanguins, tandis que l'artériel en contient à peine.

Je viens d'écrire les mots *capillaire artériel*, *capillaire veineux*, et ces expressions pourraient être prises comme un aveu en faveur de ceux qui n'admettent pas la distinction anatomique et physiologique des capillaires ; il est donc nécessaire, avant de poursuivre un tel sujet, de donner à cet égard quelques explications pour préciser une proposition qui, au début de ce travail, ne pouvait avoir qu'un caractère très-général.

Le capillaire sanguin, ai-je dit, doit être considéré à part, comme le fait Bichat. Mais faudra-t-il ranger sous ce point de vue les trois variétés de capillaires dont je viens de donner les caractères essentiels ? C'est là le point sur lequel il faut fixer les idées.

Au point de vue anatomique, je dirai que les capillaires de la première variété, à une tunique, et les capillaires de la seconde, à deux tuniques, doivent être considérés comme des capillaires proprement dits, tandis que la troisième variété embrasse une catégorie intermédiaire de vaisseaux dans lesquels se mêlent les caractères des capillaires de la seconde variété et les caractères des vaisseaux de distribution, artères, veines. Et de même que sur certaines surfaces muqueuses on voit des épithélium prendre des formes intermédiaires, des formes de transition, de même on peut dire que la troisième variété des capillaires représente des vaisseaux de *transition*.

Dans une science aussi complexe que celle de l'organisation, on ne doit pas s'attendre à trouver la simplicité qu'on remarque dans les phénomènes astronomiques ou même physiques. On est donc obligé d'y multiplier les procédés d'observations, les artifices logiques. Or l'admission des vaisseaux de la troisième variété, dans l'histoire des capillaires, doit être précisément considérée comme un véritable artifice à l'aide duquel on fait mieux ressortir ce qu'il y a de vraiment précis dans un tel sujet. Kölliker, dans son *Manuel d'anatomie générale*, confond, sous le nom de vaisseaux de transition, les capillaires de la deuxième et de la troisième variété; il partage à cet égard le vague de la description de Henle, mais il a également bien décrit la tunique des capillaires de la première variété. Ces éclaircissements indispensables étant donnés, je vais poursuivre l'étude des caractères des capillaires sanguins, au moyen de documents empruntés à la comparaison et à l'expérimentation pathologique.

Une observation générale résultée de l'étude des capillaires suivant les âges, c'est que dans l'accroissement général de l'organisme, la dimension des vaisseaux est fonction de leur structure. Telle veine ou artère qui à son état parfait est munie de ses diverses tuniques, aura par exemple la constitution des capillaires de la troisième variété, tant que les dimensions n'excéderont pas un dixième ou deux dixièmes de millimètre. M. Ch. Robin a récemment encore vérifié cette loi sur l'artère basilaire et les veines de la pie-mère arrivant au sinus longitudinal supérieur d'un fœtus âgé de quatre mois et demi environ.

Tous les vertébrés chez lesquels on a pu isoler des capillaires les ont offerts avec les caractères que je viens de tracer. Parmi les mollusques, les céphalopodes et les gastéropodes ont également présenté des capillaires avec la même constitution.

Une observation caractéristique se rapporte à la nature des *lacunes* chez les mollusques prétendus *dégradés* dans l'hypothèse erronée du phlébentérisme. C'est que dans les interruptions apparentes de l'appareil circulatoire, le sang ne baigne pas à nu les organes, mais bien une tunique tapissant les prétendues lacunes, tunique dont la constitution est la même que celle des capillaires de la première variété. Il en est de même chez les insectes, les raies et les lamproies, où le système vasculaire offre des dispositions analogues (1).

Mais quel exemple plus caractéristique à citer que celui des capillaires de la muqueuse utérine, qui, pendant la grossesse, se dilatent sous forme de sinus, sans que leur constitution anatomique change, ainsi que l'ont démontré les recherches de M. C. Robin.

Pour donner encore plus de généralité à cette notion des capillaires, je donnerai ici deux remarques spéciales sur les capillaires des tumeurs cancéreuses et des fausses membranes.

Les vaisseaux propres du cancer sont de véritables capillaires. M. Broca (2)

(1) Rapport sur le phlébentérisme. *Mémoires de la Soc. de biologie*, 1851.

(2) Anat. pathol. du cancer, *Mémoires de l'Académie de médecine*, t. XVI, Paris, 1851.

a très-bien décrit leur paroi hyaline, transparente, parsemée de noyaux caractéristiques ; seulement, il faut remarquer que leur calibre est ici plus considérable que dans les capillaires normaux. On peut rencontrer dans ces tumeurs cancéreuses, des capillaires à une seule tunique, qui ont jusqu'à 0,500 à 0,600 de millimètre.

Ces faits particuliers et quelques autres fournis par l'étude du développement, n'infirment pas la loi que j'ai établie plus haut, sur la relation qu'il y a entre la structure et les dimensions des capillaires.

Dans les capillaires des fausses membranes, d'après M. Gaillet (1), la paroi se présente sous forme d'une petite ligne plus transparente que la gangue pseudomembraneuse. Elle est parsemée de noyaux ovales, comme dans les capillaires normaux, seulement, ces noyaux y sont moins nombreux ; la tunique elle-même est finement grenue. Une description à peu près analogue a été donnée par M. Gairdner (2).

On peut voir, dès à présent, par ces courtes indications comparatives, le très-haut degré de généralité qu'offre la tunique des capillaires, et nous pouvons aussi porter plus de précision relativement à ce qu'il y a d'essentiel dans une telle formation. En effet, si le mot de capillaire indique la forme la plus ordinaire sous laquelle se présente la substance même de ces vaisseaux, la considération des sinus utérins, des sinus chez divers plagiostomes, chez les Insectes, les Mollusques, nous préserve de confondre un capillaire sanguin, si petit qu'il soit, avec un *élément* anatomique ; car dans le capillaire, la forme peut subir de très-grandes modifications, tandis que ce qu'il y a de vraiment élémentaire, c'est la substance homogène parsemée de noyaux qui forme la première ou la deuxième tunique. — Il n'y a dans l'organisme animal qu'un élément anatomique dont la forme tubulaire est essentielle, c'est le tube nerveux.

Cette histoire générale des capillaires sanguins doit se compléter ici par quelques dédails, d'une part, sur leur développement, d'autre part, sur les principales altérations qu'ils peuvent présenter.

DÉVELOPPEMENT DES CAPILLAIRES.

Au milieu des nombreux travaux exécutés sur les développements des vaisseaux, je m'adresserai particulièrement à celui de MM. Prevost et

(1) Recherches sur les lésions anévrismatiques des vaisseaux capillaires. Thèse de Paris, 1853.
(2) *Monthly Journ. of medic. science*, octobre 1851.

Lebert, dans lequel ces deux observateurs ont soigneusement évité les errements de la théorie cellulaire.

En considérant ici ce qui se rapporte strictement à l'étude des capillaires, voici quels sont les documents les plus positifs qu'on peut prendre sur ce sujet.

Dans la substance des branchies d'un têtard de 7 à 8 millimètres, on voit à la place que doivent occuper les vaisseaux, des globules qu'ils appellent organoplastiques de 0,02 à 0,03 de millimètre remplis de granules, et une substance intercellulaire granulo-vésiculaire; à mesure que les branchies grandissent, les granules et les vésicules diminuent, deviennent plus diaphanes et s'écartent pour laisser entre eux l'espace qu'occuperont bientôt les vaisseaux. — La première circulation ne les creuse pas; les vaisseaux se forment dans une membrane qu'ils nomment hémoplastique.

Quand les voies principales sont établies, il se forme de tous côtés des vaisseaux de communication dont on suit très-bien le développement dans la queue de la Grenouille et du Triton. On ne voit d'abord des deux côtés de la corde dorsale, que les globules serrés et opaques que Prevost et Lebert appellent *organoplastiques;* ceux-ci deviennent ensuite plus transparents et anguleux par juxtaposition ; enfin ces globules s'écartent comme dans les branchies et il se forme ainsi des arcs collatéraux passant directement d'une petite artère à une veine ; puis, entre ses arcs secondaires se développent des arcs tertiaires allant toujours du système artériel au système veineux; la dimension de ces capillaires varie entre 0,016 et 0,025 de millimètre; leurs parois sont partout distinctes, nulle part on ne voit de globules errer dans la substance de la queue.

Dans tous les cas, les capillaires se forment d'une manière centifruge, et toujours sous l'influence de la circulation générale. MM. Prevost et Lebert n'ont jamais observé dans l'embryon des animaux vertébrés, des vaisseaux se formant indépendamment de la circulation générale et finissant par y aboutir.

Des observations faites par M. Ch. Robin sur les larves du *Triton cristatus* lui ont montré des faits semblables, dont il m'a communiqué les dessins; dans la queue de ces animaux ayant déjà 12 à 15 millimètres et nageant librement dans l'eau, on peut voir, au sommet des arcades vasculaires simples que forment les branchies qui de l'aorte se recourbent simplement pour rentrer dans la veine cave, on peut, dis je, voir (pl. II, fig. 4 *a*, *b*, *c*) se faire un petit prolongement au cul-de-sac, de la largeur du vaisseau d'où il part; ce cul-de-sac s'allonge peu à peu et d'une manière assez notable pour qu'on puisse s'apercevoir d'une différence de longueur du conduit dans l'espace de deux heures environ. Il n'est pas rare de voir un ou plusieurs globules blancs surtout et quelquefois des globules rouges s'engager dans ce cul-de-sac et y demeurer (fig. 4 *b*). Quand ces prolongements en cul-de-sac ont acquis une certaine longueur en dehors des muscles de la queue, dans le tissu cellulaire sous-cutané, ou mieux dans la substance homogène à peine striée qui le représente, le vaisseau se recourbe vers son extrémité et s'allonge alors parallèlement à l'axe du corps (fig. 4 *f*), pendant qu'un conduit voisin en fait autant (fig. 4 *a*, *b*); quelquefois, avant de se recourber. le prolongement en cul-de-sac envoie latéralement une branche qui s'allonge de la même manière jusqu'à ce qu'elle rencontre un vaisseau dans son voisinage (fig. 4, *f*).

Si nous passons aux recherches faites sur l'embryon du Poulet, nous aurons des phénomènes analogues à noter. Après la 24e heure de l'incubation, on reconnaît autour des plis caverneux du capuchon céphalique, les premiers vestiges des vaisseaux dont l'existence est bien manifeste après la 28e heure.

Sur l'œuf incubé depuis 32 heures, les plus petits canaux ont de 0,020 à 0,025 de millimètre en diamètre ; — les vaisseaux commencent tout près du cœur, et quoique séparés par des globules, on voit le parallélisme entre les canaux vasculaires et les branches qui renferment le cœur. Nulle part encore ne se montrent les globules. — Les vaisseaux, sur plusieurs points de leur trajet, présentent de légères saillies latérales, ou des éperons qui finissent par se rencontrer entre deux vaisseaux.

A partir de la 34e heure, on voit des globules sanguins dans quelques capillaires, tandis que le cœur qui est en communication avec les premiers vaisseaux est encore sans mouvement. — Après 35 heures d'incubation, on voit encore, le long des vaisseaux, des éperons latéraux qui tendent les uns vers les autres, entre deux vaisseaux. — C'est sur une observation insuffisante de ces éperons et des interstices vasculaires, que Schwann a basé son explication cellulaire du développement des vaisseaux.

C'est à partir de la 36e heure, que les premiers mouvements péristaltiques du cœur commencent, alors que dans les parties périphériques se sont déjà développés des globules sanguins, qui ne prennent, comme on le sait, une teinte jaune rougeâtre qu'après la 39e heure d'incubation, — époque à laquelle le tissu cellulaire est bien formé.

A 35 heures, le diamètre des vaisseaux varie entre 0,014 et 0,056, de millimètre; à 48 heures, il varie entre 0,016 et 0,160, et l'on distingue alors parfaitement les capillaires à 1 tunique, des capillaires à 2 tuniques.

Vers la fin du 3e jour, le vaisseau therminal commence à s'effacer; à la fin du 4e, il a à peu près disparu; les vaisseaux sont alors plus réguliers, on ne voit plus de nouveaux éperons; la différence entre les troncs vasculaires et les capillaires devient de plus en plus tranchée, et les vaisseaux se rapprochent de leur forme complète et définitive.

Ce qui s'observe pour le développement normal des capillaires se présente également par leur mode d'apparition dans les produits accidentels.

Lorsque M. Guillot (1) a décrit, pour les tubercules pulmonaires, la formation d'un réseau vasculaire, d'abord indépendant, qui s'aboucherait ensuite avec les artères bronchiques, il l'a fait avec tant de réserve qu'on ne peut aujourd'hui le lui reprocher. Les formations de ce genre, mieux observées dans divers produits accidentels, se sont montrées toujours comme dérivant des vaisseaux qui avoisinent les formations anormales suivant les mêmes cas qu'à l'état normal, et en particulier d'après le mode observé par M. Robin dans la queue des larves de Triton, dont je donne la description et les dessins.

ALTÉRATIONS DES CAPILLAIRES.

Je placerai en tête de cet examen l'*altération athéromateuse*, assez fréquente chez les sujets avancés en âge, pour qu'on puisse la considérer comme un phénomène sénile, normal.

Les différentes formes *athéromateuses*, *stéatomateuses et méliceriques* de ces dépôts ont été bien étudiées dans les artères. Depuis qu'on s'est familiarisé avec l'inspection des capillaires, on a vu également ces petits amas graisseux se substituer aux éléments de la paroi du capillaire et en rétrécir le calibre, souvent au lieu d'un amas ce sont des granulations isolées. M. Ch. Robin en a rencontré au niveau des dilatations variqueuses des capillaires du cerveau. Ces altérations sont à peu près constantes à partir de soixante-dix ans, mais on peut accidentellement les rencontrer, même à partir de trente-cinq ans; chez les sujets morts d'apoplexie, on trouve cette altération dans presque tous les capillaires.

Cette altération, dont j'ai noté plus haut les caractères en abrégé, d'après ce qu'on rencontre souvent sur des sujets morts de toute autre affection que de maladies du cœur ou des vaisseaux, offre les caractères suivants :

(1) Journal *l'Expérience*, t. I, p. 550, Paris 1838.

Chez les sujets morts d'apoplexie ou d'une autre affection, mais offrant des foyers apoplectiques anciens, on trouve, d'après M. Robin, les capillaires de la première variété, soit dans le cerveau, soit dans les autres organes, parsemés de granulations graisseuses isolées, ou le plus souvent accumulées (pl. I, fig. 3). Ces granulations offrent le même aspect que dans les cas où il s'agit simplement des capillaires des vieillards dont il a été question plus haut; seulement, elles sont plus abondantes, disposées quelquefois en séries longitudinales et plus souvent groupées en amas, qui déterminent une augmentation d'épaisseur des parois et font saillie, soit du côté de la cavité du vaisseau, soit au dehors (pl. I, fig. 3 *a*). Prises en elles-mêmes, ces granulations graisseuses sont jaunâtres, à centre brillant, à contour net et foncé. Le plus souvent elles sont sphériques et varient en volume depuis 1 jusqu'à 4 millièmes de millimètre. Quelquefois les plus grosses, accumulées ou non, sont polyédriques; on peut les dissoudre par l'éther, mais seulement après avoir attaqué les parois du capillaire par l'acide acétique. Dans les tumeurs colloïdes non cancéreuses, dans les tumeurs fibro-plastiques et épidermiques, dans les hypertrophies glandulaires, surtout celles des muqueuses, M. Robin a trouvé les mêmes altérations. Je reproduis, d'après cet anatomiste, une figure de capillaires ainsi altérés, pris dans une tumeur colloïde (pl. I, fig. 1). L'altération est surtout très-prononcée dans les parties de ces tumeurs qui offrent quelquefois des épanchements sanguins. Toutefois les granulations graisseuses sont plus petites que chez les individus apoplectiques; elles sont soit isolées, soit en séries longitudinales, comme les grains d'un chapelet (fig. 1 *c*, *c*, *d*), soit en amas occupant le quart ou la moitié de la largeur du cylindre (fig. 1 *e*, *e*).

Cette altération se rencontre aussi dans les tumeurs cancéreuses, mais habituellement les granulations y sont plus rarement accumulées; elles sont éparses dans l'épaisseur des parois du capillaire dans les interstices des noyaux et généralement de volume inégal. J'ai fait reproduire un dessin de l'anatomiste que je viens de citer, qui représente quelques-unes des particularités morbides que je viens de décrire (pl. II, fig. 3).

Les altérations précédentes s'observent aussi sur les capillaires des deuxième et troisième variétés, dans les mêmes cas et avec des particularités analogues dans chacun d'eux. Toutefois, c'est la tunique à noyaux transverses qui, ainsi que dans les modifications séniles, en est principalement attaquée. Les gouttes y sont habituellement plus grosses, en amas plus considérables, de manière que faisant saillie, soit en dedans, soit en dehors, des granulations volumineuses semblent devoir se détacher facilement au moindre mouvement brusque de pression sur le capillaire. Toutefois, elles sont encore assez fortement adhérentes, et quelles que soient les oscillations qu'on fasse éprouver aux lamelles recouvrant les préparations, on ne change en rien l'état des granulations ou gouttelettes accumulées. Plus souvent que dans les capillaires de la première variété, les granulations sont ici polyédriques, irrégulières, et quelquefois alors réfractent la lumière non simplement en jaune, mais en lui donnant une teinte rougeâtre. La composition de ces matières grasses n'a pu être exactement précisée, mais on trouvera dans le *Traité de chimie anatomique* de MM. Ch. Robin et Verdeil (1) les faits qui portent à penser que la cholestérine, l'oléine, la margarine et la stéarine en sont les principes constituants fondamentaux, comme dans les concrétions dites athéromateuses des artères.

Lésions anévrysmatiques.—Virchow, au point de vue des altérations de forme, distingue l'ectasie des vaisseaux en *simple* (dilatation générale et uniforme), *variqueuse* (dilatation générale mais inégale), *ampullaire*, *disséquante*, *caverneuse*. M. Gailliet, dans son excellente thèse sur ce sujet, repousse avec raison ces deux dernières formes, comme se rattachant à l'étude des lésions des dernières ramifications des artères et des veines et non aux capillaires proprement dits.

Dans l'ectasie simple, la plus fréquente, les capillaires se dilatent d'une manière plus ou moins uniforme; si un des points de la circonférence cède plus facilement, il se forme un sac latéral, d'un volume variable : on a alors l'ectasie variqueuse. Ou bien toute la circonférence du vaisseau en un point limité, se dilate en ampoule : ectasie ampullaire. Cette ampoule, au lieu d'être régulièrement arrondie, peut être fusiforme, ou bien encore un même vaisseau peut présenter une série de dilatations latérales. J'ai entendu professer à M. Robin que cette forme d'ectasie était commune dans les *nævi-materni* et dans les tumeurs dites *érectiles* de la peau et des muqueuses, sans parler de la dilatation générale des capillaires et de leurs flexuosités ordinaires dans ces productions morbides. Ces déformations peuvent, comme on le voit, offrir une assez grande variété.

Elles peuvent dépendre, comme dans les artérielles, de l'altération athéromateuse préalable de la paroi du capillaire. Au niveau de la dilatation la

(1) Ch. Robin et Verdeil, *Traité de chimie anatomique ou des principes immédiats du corps de l'homme, etc.* Paris 1852, in-8°, t. III, p. 20 et suivantes.

membrane amorphe du capillaire est plus fine, plus transparente et les noyaux y sont peu nombreux ; cette dilatation des tuniques avec dépôt de granulations graisseuses, présente les mêmes caractères dans les tissus normaux et dans le tissu des tumeurs cancéreuses et fibro-plastiques rapidement développées.

Les observations particulières de M. Galliet ont contribué, à cet égard, à généraliser l'étude de ces altérations. M. Robin a noté aussi, dans le travail de M. Galliet, des ectasies simples dans diverses tumeurs et entre autres les tumeurs épithéliales simples ou d'origine glandulaire, soit avec dépôt de granules graisseux, soit lorsque le capillaire a conservé son aspect normal. J'ai fait reproduire un dessin de M. Robin représentant l'ectasie simple, fusiforme, observée dans un capillaire d'une tumeur épithéliale de la muqueuse des fosses nasales (pl. I, fig. 2, *e*, *e*), figure qui peut servir de type et qui permet de se faire une idée de ces lésions. On peut voir que, dans ce cas, les parois du capillaire qui est de la première variété, ont conservé leur aspect normal. Je me bornerai, pour la partie anatomique, à ces courtes indications anatomo-pathologiques, me réservant d'y revenir dans la seconde partie de ma thèse, à propos des phénomènes physiologiques qui s'y rattachent.

Je termine donc cette étude générale des capillaires, par une courte indication pratique sur la manière de les préparer ; je passerai ensuite à leur étude spéciale dans les différentes parties de l'organisme.

Préparation des capillaires. La substance cérébrale et celle de la moelle épinière sont, de toutes les parties du corps, celles qui laissent le plus facilement isoler leurs capillaires. Il suffit de saisir avec des pinces un des petits vaisseaux visibles à l'œil nu à la surface d'une coupe du cerveau. Lorsqu'on est parvenu à en arracher une longueur de 1 centimètre, ne vît-on à l'œil nu aucune ramification, on est sûr d'apercevoir au microscope des subdivisions de toutes les variétés. Ce capillaire obtenu, il suffit de l'étaler dans une goutte d'eau sur la lame porte-objet, de le débarrasser (en le frottant légèrement avec l'aiguille à dissection) de la substance cérébrale qui peut l'accompagner, puis de déposer légèrement sur lui la lamelle mince de verre, en se préservant des bulles d'air et en prenant les précautions d'usage. Dans la pie-mère, dans le testicule, les muscles, le rein, la rétine, il est également facile d'isoler les capillaires, en dilacérant le tissu un peu plus qu'on ne le fait pour isoler les éléments fondamentaux de ces tissus. Il en est de même pour la plupart des tumeurs friables ou molles, comme les hypertrophies glandulaires, les tumeurs épithéliales, les tumeurs colloïdes non cancéreuses, les tumeurs cancéreuses encéphaloïdes, etc. Le foie, le pancréas, le thymus, sont encore dans le même cas. Le tissu musculaire de la vie organique, les muqueuses, le tissu cellulaire, le périoste, les nerfs, etc., laissent plus difficilement séparer leurs capillaires. Cependant une dilacération minutieuse permet de voir çà et là des fragments de capillaires d'une longueur suffisante pour en constater les caractères. C'est dans ces tissus, ainsi que dans les brides de nouvelles formations des séreuses, qu'il est souvent nécessaire d'employer l'acide acétique, qui rend homogène et transparent le tissu cellulaire, et permet alors de voir les capillaires intacts, bien reconnaissables à la disposition de leurs noyaux.

DES CAPILLAIRES SUIVANT LES PARTIES DE L'ORGANISME.

L'examen des différents réseaux capillaires appartient surtout à l'étude de la structure dans les différents organes; si je l'introduis dans ma thèse, c'est dans le but d'y trouver de nombreux documents relatifs à la constitution même des capillaires et à leur physiologie, et non pour en traiter à la manière de Berres, dont l'ouvrage incomparable demeurera toujours classique sur un grand nombre de points.

Kölliker pose en principe que les réseaux vasculaires dépendent dans leur répartition, de la disposition des éléments anatomiques et de l'énergie des fonctions. Cette loi n'a que l'inconvénient d'être à la fois anatomique et physiologique. Nous en prendrons la première partie, en la complétant par une remarque intéressante de M. Robin, d'après laquelle là où l'énergie des fonctions est en rapport avec une grande proportion de capillaires, ceux-ci ne dépendent plus, dans leur disposition, de l'arrangement des éléments du tissu qui leur sert de support.

On peut donc établir, en restant au point de vue anatomique, que là, où la proportion des capillaires est inférieure aux éléments du tissu, le capillaire se subordonne, dans sa disposition, à la forme et à l'arrangement des éléments du tissu. Là, au contraire, où les capillaires sont très-abondants tandis que le tissu qui les supporte joue le rôle de simple canevas, les réseaux sont indépendants dans leur forme et affectent des dispositions spéciales suivant les parties.

On sent, d'après cela, que toute étude directe des capillaires, faite dans le but d'éclairer les questions de texture, ne saurait avoir de l'intérêt que pour les tissus où le capillaire se subordonne à la disposition des éléments, et encore dans ces cas, vaut-il mieux connaître préalablement les éléments du tissu et le mode de texture, au moyen de ces éléments.

Sœmmering, comme Berres, avait considéré les réseaux d'une manière générale; on trouve également dans les traités modernes des appréciations de ce genre, mais dans beaucoup de cas, elles n'ont pas un degré suffisant de généralité; je leur préférerai un examen spécial des capillaires suivant un certain nombre de tissus.

Parmi les tissus essentiellement formés de cellules et d'une matière amorphe plus ou moins abondante, il en est un grand nombre sans vaisseaux; la grande catégorie des tissus épithéliaux, l'épiderme, les divers épithéliums des muqueuses, des séreuses, des surfaces glandulaires, ne présentent pas de capillaires; il en est de même du blastoderme résultant de la segmentation du vitellus. On peut également ranger ici le tissu de la chorde dorsale, qui est définitif chez quelques poissons et batraciens. Le tissu corné, dentaire, celui du cristallin, ne présentent pas non plus de capillaires.

La non-vascularité des cartilages d'encroûtement est certaine, elle est, du reste, assez généralement acceptée; il n'en est pas de même pour les cartilages périchondriques. Toutefois, la notion des vaisseaux y résulte jusqu'à présent de pures hypothèses; l'injection de capillaires dans l'axe des cartilages costaux, faite par Lauth paraît se rapporter plutôt à une espèce de conduit médullaire qu'à la substance même du cartilage. Il faut néanmoins noter que Muller croit en avoir observé sur les cartilages des enfants injectés avec soin, et d'après Valentin, il existe à Utrecht, dans le cabinet de Bleuland, des cartilages injectés; mais ce n'est que lorsque ces cartilages sont malades qu'ils deviennent vasculaires, et les injections de M. Robin ainsi que ses études sur l'ossification, lui ont montré que dans les cartilages d'ossification qui sont vasculaires, les capillaires respectent toujours la couche cartilagineuse superficielle qui doit devenir cartilage articulaire, et qui variant d'épaisseur depuis 2/10 de millimètre jusqu'à 1 millimètre suivant l'âge, diffère aussi par ses cellules de la portion vasculaire ou ossifiable.

Dans les cartilages d'ossification, les vaisseaux n'apparaissent qu'après le commencement du dépôt des phosphates et carbonates calcaires; parmi les fibro-cartilages, les synchondroses du bassin sont considérées comme vasculaires surtout pendant la grossesse.

Dans les os, la disposition des canalicules est bien connue; quant aux capillaires des trabécules du tissu spongieux assez épaisses pour en contenir, ils sont subordonnés à la disposition réticulée de ce tissu. Une particularité se rattache à leur dimension, c'est que, dans les os, ils n'ont jamais moins de 0,010 de millimètre.

Une disposition spéciale se rapporte à la distribution des capillaires dans le placenta. On sait que le tissu de cet organe (1) est formé par les ramifications très-fréquemment subdivisées et entre-croisées des villosités du chorion. Ces villosités sont formées d'une substance homogène, finement granuleuse, cà et là fibroïde sans être fibreuse, parsemée de noyaux ovales, plus petits et plus rapprochés que ceux de la substance homogène des capillaires. Cette substance est la même que celle du chorion. Chaque villosité constitue un cotylédon placentaire à circulation indépendante. Le pédicule de cette villosité a environ le volume d'une plume de corbeau, et se subdivise en rameaux nombreux, dès sa base. Chacune de ses subdivisions, dont les plus fines ne sont pas visibles à l'œil nu, se termine par une extrémité mousse arrondie ou conique, quelquefois un peu renflée. Chacune est creusée d'un double canal, l'un portant le sang du fœtus vers la mère, l'autre le ramenant en sens inverse. Ils s'inoculent simplement vers le bout de chaque subdivision, et ne sont séparés l'un de l'autre que par une cloison épaisse de 1 centième de millimètre, un peu inégale cà et là ; cette épaisseur est également celle de la paroi périphérique des plus petites ramifications, paroi qui nulle part n'offre le moindre orifice, ni fissure ni éraillure pouvant permettre communication directe, autrement que par endosmose, entre le sang de la mère et celui du fœtus. Dans le conduit artériel du pédicule de la villosité, s'enfonce un rameau provenant de l'une des deux artères ombilicales ou placentaires ; de l'autre conduit sort un rameau veineux qui, avec les autres, va former la veine ombilicale ou placentaire ; pour faciliter la description suivante, disons qu'elle s'enfonce dans ce conduit. On observe, en effet, qu'à partir de la base du pédicule, à mesure qu'on avance vers les branches, les parois de l'artère et de la veine disparaissent complétement dès les deuxième ou troisième subdivisions de la villosité ; c'est-à-dire dès les branches qui ont 1 millimètre de diamètre. Dès ce moment, le conduit sanguin est représenté par la substance propre de la villosité bicanaliculée ; le sang est au contact de cette substance, et nulle

(1) Voyez Ch. Robin. Mémoire pour servir à l'histoire anatomique de la muqueuse utérine, *Archiv. génér. de méd.*, 1848, t. XVII, p. 258. — *Du microscope, etc.*, 1849, in-8°, p. 30, et dans Cayla, *Sur les môles hydatiformes de l'utérus.* Thèse, Paris, in-4°, 1849, et dans Cazeau, *Traité de l'art des accouchements.* Paris, in-8°, 1850, p. 213, 3e édition.

tunique propre des capillaires ne peut être vue, ni à la face interne du canal portant le sang qui va du fœtus vers les sinus utérins, ni à celle du conduit juxtaposé dans la même branche, qui ramène le sang, à partir des sinus, vers le cœur du fœtus. Ainsi, dans le placenta, il n'y a pas de réseau, mais des villosités ramifiées non anastomosées et simplement enchevêtrées. La disposition réciproque des ramifications, une fois connue, celle de la distribution des capillaires l'est également. Il faut seulement savoir que les conduits sanguins des villosités ne sont pas réguliers et que leur diamètre, qui est de 15 à 20 millièmes de millimètre dans les dernières ramifications peut être quelquefois çà et là plus large de moitié, ce qui tient surtout à ce que les parois, limitant le conduit, sont d'épaisseur inégale.

On observe de plus que, çà et là, les dernières ramifications portent des petits prolongements ou nouvelles ramifications, longues au plus de 1 à 2 dixièmes de millimètre, presque aussi épaisses que la ramification qui les porte; le conduit correspondant, afférent ou efférent, ne fait que s'enfoncer dans leur épaisseur et se contourne au sommet pour revenir sur lui-même et se continuer au delà, dans le reste de la ramification, en conservant le caractère de conduit afférent ou efférent. Enfin il y a dans le placenta, sur le pédicule des villosités et de leurs grosses ramifications, des capillaires fournis par les vaisseaux qui rampent à la face fœtale du placenta, capillaires nourriciers de ces villosités, qui se distribuent à leur surface en formant des mailles analogues à celles du tissu cellulaire. On les trouve encore un peu au delà du point où les vaisseaux placentaires perdent leurs parois. Ils rampent dans une petite quantité de tissu cellulaire, qui est appliquée sur le pédicule des villosités et leurs principales branches (M. Robin).

Je citerai encore deux exemples de distribution de capillaires dans les tissus dont les éléments ont la forme de vésicule ou de cellule.

En premier lieu, c'est le tissu adipeux dont les vésicules ovoïdes, devenues polyédriques par pression réciproque, sont entourées souvent par une maille capillaire qui en reproduit la forme; quelquefois, deux ou trois vésicules sont circonscrites par une seule maille; le diamètre de celles-ci est donc mesuré comme leur forme, à peu près par celui de la coupe des vésicules. Le tissu adipeux est donc assez riche en capillaires à disposition élégante, ce qu'on voit quelquefois très-bien sur le cadavre, dans le tissu adipeux de l'arrière-fond de la cavité cotyloïde.

Dans le tissu médullaire des os, les mailles sont d'égal diamètre en tous sens, polygonales, à angles aigus, et ayant six à huit fois au moins le diamètre des capillaires qui les forment. Elles sont plus étroites de moitié environ, à la surface des lamelles osseuses ou du canal médullaire. Dans les cas où la moelle renferme des vésicules adipeuses d'une manière notable, celles-ci sont entourées à peu près comme dans les lobules du tissu adipeux sous-cutané.

En passant aux capillaires des tissus formés de fibres, nous allons mieux voir la subordination des vaisseaux à la trame des éléments du tissu, et nous pourrons poser quelques principes généraux sur leur distribution.

Dans le tissu lamineux, dans l'épaisseur du derme et du chorion des muqueuses, dans l'épaisseur des séreuses et des synoviales, dans le périoste, la dure-mère, la pie-mère, dans la tunique externe des artères et dans les diverses tuniques des veines, les ramifications capillaires suivent assez communément la direction et le mode d'entre-croisement des faisceaux de fibres. Les mailles sont polygonales, à angles généralement aigus, d'égal diamètre à peu près en tout sens. La largeur de ces mailles est de trois à six fois celle des capillaires ; on en trouve peu de plus étroites, peu de plus larges. Ces dimensions relatives peuvent se rencontrer sur une même maille allongée en comparant la largeur à la longueur. Les mailles étroites l'emportent sur les plus larges dans le périoste, dans la tunique externe des artères et à la surface des séreuses. Le contraire s'observe dans la dure-mère rachidienne, où elles ont leur grand diamètre longitudinal.

Dans le tissu jaune élastique de divers ligaments, les vaisseaux ne se rencontrent que dans les lames de tissu cellulaire, interposées aux fibres jaunes ; ils offrent la disposition propre à ce tissu. Ce que je viens de dire du tissu jaune élastique s'applique, d'après M. Robin, aux tendons ; c'est-à-dire que les faisceaux de ces fibres tendineuses ne sont pas vasculaires. Ces faisceaux varient en épaisseur, depuis quelques dixièmes de millimètre jusqu'à un ou deux millimètres, suivant le volume des tendons de différents animaux. Dans le tendon d'Achille ils sont séparés par de minces cloisons de tissu cellulaire. Là, les fibres, au lieu d'être toutes parallèles comme dans le tendon, sont entre-croisées en tous sens et offrent le mode de vascularité du tissu cellulaire. Quant aux gaînes synoviales tapissant les coulisses et les tendons, elles sont vasculaires comme les séreuses, et deux capillaires parallèles se voient dans les plus petites brides allant de la coulisse au tendon ; il y en a plusieurs dans les grandes brides, celles des tendons fléchisseurs de la main, par exemple (1). Dans les aponévroses d'insertions, dont les faisceaux nacrés sont séparés par du tissu cellulaire plus abondant que dans les cordons tendineux, la distribution se fait comme dans les cloisons celluleuses de ces derniers. Les ligaments et les aponévroses d'enveloppe ont des mailles trois ou quatre fois plus longues que larges dans le sens des fibres et faisceaux de fibres; leur largeur est de cinq à six fois celle des conduits.

Les muscles de la vie organique ou à fibres lisses, offrent des mailles allongées, à angles aigus. Dans l'intestin, le grand diamètre des mailles est perpendiculaire à l'axe du tube digestif. La richesse en capillaires y est assez grande, car les espaces circonscrits n'ont généralement que trois ou quatre fois le diamètre des vaisseaux. Dans le cœur le plus riche en vaisseaux des organes vasculaires, les mailles sont polygonales, serrées, à angles aigus, et leur plus grand diamètre est mesuré par l'épaisseur des faisceaux musculaires du cœur.

Les muscles de la vie animale sont remarquables par la disposition allongée des mailles de leurs capillaires. Une artériole arrivant sur une portion de muscle, s'y subdivise successivement en capillaires qui décrivent une légère courbe, à l'instant où ils se détachent de l'artère, contournent un ou deux faisceaux striés, pour ramper ensuite entre eux, et prendre alors tout à fait le caractère *capillaire*. Même disposition quant à la réunion successive de ceux-ci pour former des veinules qui viennent se placer à côté des artérioles visibles à l'œil nu. Il en résulte que, le long des faisceaux striés, on voit des capillaires qui en prennent la direction parallèle, et s'envoient çà et là des branches transverses, disposées à angle droit ou à peu près, par rapport aux précédents. Ils forment ainsi des mailles ayant quatre ou cinq fois en longueur leur propre largeur, laquelle est mesurée par l'épaisseur d'un faisceau strié ou à peu près. On voit cependant souvent trois ou quatre faisceauxstriés réunis entre lesquels ne pénètrent pas de capillaires et qui n'en présentent qu'à leur surface. Aucune ramification ne pénètre au travers du *sarcolemme* dans l'épaisseur du faisceau strié ou primitif.

On voit très-bien, d'après une figure de Kölliker (2), le réseau des plus fins capillaires, formé de mailles rectangulaires dont le côté long est parallèle à la direction des faisceaux primitifs, et le petit côté est formé par des anastomoses transversales qui embrassent les faisceaux.

(1) Michon. Thèse de concours. 1851.

(2) *Mikroskopische anatomie*; t. II, p. 234. Leipsic, 1850.

C'est sur la limite entre les fibres musculaires et les fibres tendineuses, qu'on peut juger de la grande différence vasculaire de ces deux tissus. Dœllinger avait très-bien vu les capillaires du muscle revenir sur eux-mêmes à partir du tendon, tandis qu'un très-petit nombre pénétrait dans celui-ci.

Prochaska avait fait une observation analogue entre la partie libre des membranes synoviales et celle qui revêt le cartilage articulaire.

Dans les nerfs de la vie animale, c'est dans le tissu cellulaire névrilemmatique que rampent les capillaires, mais toujours les mailles sont longitudinales. Les artérioles et les veines suivent souvent un long trajet longitudinal, avant de se subdiviser en capillaires qui se comportent par rapport aux tubes nombreux, ou mieux par rapport aux petits faisceaux visibles à l'œil nu de 10 à 20 tubes nerveux et plus, comme ceux des muscles, par rapport aux faisceaux striés. Toutefois, le tissu cellulaire, plus abondant sur les nerfs que dans les muscles, fait que la disposition allongée des mailles est ici moins régulière que dans les muscles.

Dans le tissu érectile dont la charpente appartient au tissu fibreux élastique, le système vasculaire, par suite de sa prépondérance, affecte des dispositions spéciales ; dans ce tissu dont le corps caverneux de la verge peut être considéré comme le type, le sang passe des capillaires artériels dans les capillaires veineux, par l'intermédiaire de sinus qui établissent entre les deux ordres de vaisseaux, de larges communications; un tel sujet ne se rapporte pas essentiellement à l'étude des capillaires proprement dits. Je me contenterai de dire, relativement aux artères hélicines de Muller, qu'elles paraissent n'être qu'un accident de préparation, résultant de la rupture des fibres élastiques qui embrassent les nombreuses flexuosités artérielles, et qui se roulent sur elles-mêmes, après avoir été déchirées. Je pense donc qu'il faut à cet égard se ranger, avec M. J. Béclard, à l'opinion de M. Valentin.

Dans la choroïde, ces capillaires sont formés de réseaux admirables dont les mailles n'ont souvent pas un diamètre supérieur au calibre des vaisseaux qui les forment. A la face interne de la couche moyenne de la choroïde, on trouve chez l'homme la *membrane capillaire interne*; c'est particulièrement à la face concave du tapis, qu'on voit les capillaires se répandre en étoiles, *stellulæ vasculosæ Winslowii*. Ce réseau, chez les animaux à grands yeux, représente une membrane délicate qu'on peut détacher.

Un réseau vasculaire ténu pénètre dans les flocons veloutés de la face interne de la choroïde.

Les capillaires veineux procédant de ces réseaux se rapprochent de la face externe de la membrane, et forment entre les nerfs et les artères les *vasa verticosa* de Stenon.

A l'iris, les ramifications parties du grand cercle artériel se dirigent en rayonnant vers le bord pupillaire ; en se divisant et s'anastomosant sous des angles aigus ; au voisinage du bord, elles se réunissent en arcade pour former le *circulus iridis minor*.

Dans le réseau capillaire de la rétine, les mailles sont plus grandes que dans la choroïde, immédiatement devant l'*ora* chez l'homme et derrière chez beaucoup de mammifères. Les capillaires artériels et veineux forment un double cercle qui représente, dans ces régions entre la choroïde et la rétine, l'analogue des cercles de l'iris entre la choroïde et la sclérotique.

Quant aux ramifications de l'artère capsulaire, on sait qu'elles sont purement transitoires.

Avant de passer à l'étude des capillaires dans les membranes tégumentaires, j'indiquerai encore une disposition spéciale des capillaires bien étudiée par M. Ch. Robin dans les tissus électriques. En considérant une pile de disques dans l'appareil de la raie, on voit les capillaires se détacher au niveau de l'intervalle des disques, et les réseaux se répandre à la face postérieure du disque dans le tissu connectif et envoyer des anses vasculaires contournées sur elles-mêmes dans de petites excavations de la substance propre du disque, sans la traverser, ni se ramifier dans cette substance.

Membranes tégumentaires. — Les belles figures de Berres ont montré que l'on peut faire rentrer les réseaux vasculaires de la trame des membranes tégumentaires dans une même catégorie ; c'est avec les différentes formes de ces réseaux, qu'il a formé le type *rete vasculosum maculo-ansatum* (1). Les dessins qu'il donne des réseaux de la peau, des muqueuses et de quelques séreuses, permettent de saisir la physionomie générale de ces réseaux. Lorsque les surfaces présentent des papilles, des villosités ou des orifices glandulaires, les capillaires affectent des dispositions spéciales suivant les cas.

A la peau, les capillaires forment sur la face profonde un premier réseau à mailles serrées, la *couche vasculaire interne* d'Eichhorn ; de ce réseau partent des divisions qui traversent le derme et viennent à la surface s'épanouir en vortex ou en tourbillon. Cette couche vasculaire externe repose dans cette partie superficielle du derme où une assez grande proportion de matière amorphe se mêle aux fibres. Les vaisseaux n'y sont séparés du corps

(1) *Anatomie der mikroskopischen gebilde*, p. 69. Vienne, 1837.

muqueux (épithélium récemment formé) que par un mince vernis de cette matière amorphe qui forme en grande partie la substance des papilles. Au niveau de ces dernières ou des saillies papillaires des papilles composées, quand elles ne sont pas munies d'un corpuscule du tact, une ou deux anses vasculaires contournent la papille de la base au sommet; ces anses capillaires, vides de sang, ont été souvent confondues avec des tubes nerveux.

Sur les muqueuses et d'abord sur celle de l'intestin grêle, on voit dans le centre des villosités coniques ou un peu renflées au sommet, un capillaire artériel de la troisième variété, rarement deux, et un nombre égal ou double de veines, un peu plus larges, comme plissées en travers; ce qui leur donne un aspect tout particulier. Dans leur trajet, mais surtout près du sommet de la villosité, elles fournissent des capillaires proprement dits qui viennent à la surface même du petit organe se subdiviser et s'anastomoser en réseaux si serrés que beaucoup de branches se touchent, et que les mailles les plus larges n'ont guère plus du diamètre des capillaires qui les forment.

Dans les villosités aplaties ou foliacées du duodénum, la disposition reste au fond la même; seulement les vaisseaux du centre sont plus gros, et il y a en général un nombre double d'artérioles et de veinules. Partout le réseau est tellement superficiel qu'à part un peu de substance homogène interposée aux capillaires, ceux-ci ne sont séparés de la cavité intestinale que par l'épithélium cylindrique. Cette disposition est la même pour tout le tube digestif à partir du cardia.

Dans le réseau des villosités, la multitude des vaisseaux de communication rend l'injection très-facile. La forme des réseaux à la surface des villosités varie en ce que tantôt ils représentent des mailles arrondies, tantôt ils se composent d'anses concentriques de la base vers le sommet de la villosité; d'autres fois ce sont des vaisseaux parallèles flexueux s'anastomosant rarement ensemble.

Autour des orifices des glandes de Lieberkühn, les réseaux, d'autant plus serrés qu'on les examine plus près de l'orifice, se terminent à une couronne vasculaire entourant l'orifice.

Entre la base des villosités ou de la base d'une villosité au réseau serré qui avoisine les orifices glandulaires, les mailles arrondies ou irrégulièrement polygonales sont plus larges. Des cercles vasculaires peuvent également se montrer indépendamment des orifices glandulaires, sur l'extrémité des villosités. Le petit enfoncement médian a pu faire croire à l'existence d'une bouche absorbante.

Au gros intestin, la disposition régulière des glandules n'étant pas gênée par la présence des villosités, les capillaires s'y disposent en formant des réseaux autour de chaque orifice et dessinent très-bien cette image particulière de la muqueuse comparée à un nid de guêpes. Les planches de Berres (XX, XXI, XXII) donnent, de ces différentes dispositions des capillaires dans l'intestin, des exemples très-précis. Une particularité analogue s'observe également dans l'estomac autour des orifices glandulaires. M. Ch. Robin a remarqué que dans le cœcum et son appendice, non-seulement les réseaux sont serrés et forment des mailles circonscrivant les orifices glandulaires, mais encore les capillaires sont là assez régulièrement onduleux autour de chaque orifice ; ceux-ci n'étant guère séparés les uns des autres que par l'épaisseur des parois glandulaires accolées, il en résulte une grande richesse vasculaire.

Si nous passons à la muqueuse de la trachée et des bronches, nous verrons que d'après les injections de M. Robin elle offre un réseau serré à mailles polygonales n'ayant que trois ou quatre fois le diamètre du capillaire ; des anneaux vasculaires s'observent autour de chaque orifice glandulaire de la trachée, orifices éloignés les uns des autres de 1/2 à 1 millimètre. A mesure qu'on arrive aux petites bronches où se distribuent les *vaisseaux pulmonaires*, le réseau devient plus serré et prend un cachet spécial. Bien qu'assez fins, les capillaires forment un réseau tellement serré que les capillaires se touchent ou laissent entre eux un espace égal au plus à leur largeur. Il semble qu'on a sous les yeux une nappe sanguine glissant entre deux membranes, soudées l'une à l'autre par des points isolés et allongés; disposition comparée par M. Robin à celle d'un double tissu ouaté et à points rapprochés. Cette disposition donne un aspect spécial au réseau pulmonaire, et on comprend en le voyant que quelques auteurs aient dit que les canalicules bronchiques avaient des parois purement vasculaires. « Il faut noter que ces vaisseaux sont tout à fait superficiels, séparés de la cavité même de la bronche seulement par l'épithélium plutôt pavimenteux que cylindrique et que celui-là même n'est pas continu ; il n'y a pas dans ces dernières ramifications de muqueuse proprement dite, séparable et distincte du parenchyme de tissu élastique et cellulaire du poumon, comme il y en a une dans les bronches pourvues de cartilages (1). » Les mailles des capillaires qui sont dans le parenchyme élastique même, sont polygonales ou ovales, limitées par des ca-

(1) Ch. Robin et Verdeil. *Chimie anatomique*. Paris, 1852, in-8°, t. III, p. 522-523.

pillaires dont les plus petits ont de 8 à 12 millièmes de millimètre; leur largeur est deux ou trois fois celle du capillaire.

Le fond des culs-de-sacs pulmonaires est entouré d'un cercle artériel s'anastomosant de tous les côtés avec les cercles artériels voisins, d'où résulte dans chaque lobe le réseau interlobulaire; de cette ceinture partent d'autres capillaires plus déliés qui forment sur les parois des vésicules un réseau très-serré dont les mailles ont généralement un diamètre plus petit que celui des capillaires eux-mêmes et se réduisent quelquefois à de petites fentes très-étroites; de telle sorte qu'au niveau des vésicules le sang s'étale en une nappe sanguine très-divisée pour y subir l'action de l'air.

D'après Kölliker, les plus fins capillaires forment, sur les parois des vésicules ou culs-de-sacs, des réseaux à mailles rondes ou ovales dans lesquels les capillaires sont à 0mm,003 de l'épithélium. Le réseau des plus fins capillaires ne se sépare pas seulement sur toutes les vésicules composant un lobule, mais communique avec celui des lobules voisins.

Si nous étions privés du témoignage de Bleuland et Schrœder Van der Kolk sur l'existence des capillaires dans les séreuses, nous renverrions aux injections de M. L. Hirschfeld qui mettent le fait hors de toute contestation. Les capillaires dans les séreuses, dit M. Ch. Robin, ne sont pas moins abondants que dans les muqueuses; seulement il n'y a pas là de réseau superficiel spécial à mailles plus étroites que le diamètre des capillaires comme on en voit dans les muqueuses. Les mailles, ainsi que je l'ai dit à propos du tissu cellulaire, ont de trois à six fois le diamètre des capillaires, et à partir des arborisations décrites par les anatomo-pathologistes dans les pleurésies et péritonites, elles offrent des angles généralement aigus, c'est-à-dire non arrondis.

Dans la membrane des vaisseaux, les *vasa vasorum* sont évidents pour les artères et les veines. On ne les observe pas pour les capillaires; le peu d'épaisseur des parois, même dans ceux de la troisième variété, explique suffisamment leur mode de nutrition au moyen du sang qui les baigne.

Les vasa vasorum, dans les artères, se répandent surtout dans la tunique adventice, et les capillaires y forment des arborisations assez serrées. On ne les voit pas pénétrer dans le centre de la tunique moyenne (1), qui doit être considérée comme non vasculaire ainsi que la membrane commune.

Il n'en est pas de même pour les veines. Dans la deuxième tunique, cellequi double la membrane commune de Bichat et qui est composée de

(1) Ch. Robin, *Mémoire de la Société de Biologie*, p. 33. — Notta, Thèse de Paris, 1851.

fibres hyalines et de fibres jaunes dartoïques longitudinales, les capillaires dessinent des mailles allongées dans le sens de l'axe du vaisseau. Pour la troisième tunique à fibres annulaires, les mailles sont transverses, entre les fibres hyalines et les fibres musculaires fusiformes qui composent cette tunique.

Dans les glandes, un fait général, très-digne de fixer l'attention, résulte de ce que l'on ne rencontre pas de réseau capillaire entourant immédiatement la membrane des surfaces sécrétantes. Ainsi, par exemple, dans une glande en grappe simple ou composée, tandis que des réseaux de capillaires lymphatiques viennent s'appliquer à la périphérie de l'*acinus*, au contraire le réseau capillaire sanguin chemine plus en dehors. Dans une glande en grappe composée, la mamelle par exemple, la disposition générale des vaisseaux est bien connue; les principaux rameaux destinés à la glande pénètrent entre les lobes, leurs divisions entre les lobules, puis les capillaires viennent constituer des réseaux à mailles serrées autour des acini.

Pour préciser cet ordre de recherches, je vais, parmi les parenchymes glandulaires, envisager des cas plus spéciaux.

Au *testicule*, on voit du réseau grossier formé à la surface interne de l'albuginée par les artères spermatiques internes et l'artère déférentielle, partir des ramifications qui se rendent aux lobules, pour former dans les interstices des canalicules, le réseau capillaire sécréteur du sperme qui se répand dans le testicule entier.

Dans le rein, une disposition particulière des capillaires se présente dans les corpuscules de Malpighi qui ne sont que des capillaires glomérulés. En effet, un capillaire artériel y aboutit, s'enroule en se transformant en capillaire de la deuxième et de la première variété, et en sort capillaire veineux. Ces glomérules ne sont pas simplement situés dans un refoulement, mais bien au milieu même du renflement terminal des tubes du rein. Je n'envisagerai pas ici les formes spéciales indiquées par Carus et Gerlach ; elles rentrent toujours dans le cas fondamental. Les capillaires veineux sortant des glomérules se réunissent dans les interstices des pyramides de Ferrem pour constituer autour de leur base les étoiles de Verheyen. Les capillaires qui vont jusqu'à la capsule s'y épanouissent en vertex très-faciles à observer dans les cas d'inflammation.

Foie.—Les capillaires sont répandus ou dans l'intérieur même du lobule ou entre les lobules. La *substancia vasculosa intralobularis* est composée de capillaires dérivant de l'artère hépatique et de la veine porte ; elle se présente sous forme de petites îles anguleuses au centre de chaque lobule. La *substancia vasculosa interlobularis* est formée surtout par les capillaires qui vont constituer la veine hépatique.

Kölliker décrit les capillaires du foie comme se répandant sur l'ensemble des plus minces cloisons celluleuses de la capsule de Glisson, allant d'un îlot hépatique à l'autre et offrant des interruptions au niveau des conduits biliaires. Les mailles du réseau capillaire correspondent à celles du réseau cellulaire.

Le diamètre des capillaires est en général moindre que pour les mailles du réseau limité par les cellules du foie, mais il est pourtant assez considérable chez l'homme (de $0^{mm},009$ à $0^{mm},035$); les vaisseaux plus larges sont situés près de l'entrée et de la sortie des veines des îlots hépatiques; les plus étroits sont au milieu. Les mailles du réseau capillaire correspondent assez à la forme du réseau des conduits hépatiques, et sont, par conséquent, plus allongées dans les parties internes des îlots et plus arrondies dans les parties externes, tandis que la largeur des mailles égale celle des cellules hépatiques ($0^{mm},016$ à $0^{mm},020$).

Pour les *glandes vasculaires*, je dois rappeler que dans toutes les glandes sans conduits excréteurs dites glandes vasculaires, la rate, la thyroïde, le thymus, les capsules surrénales, les ganglions lymphatiques, l'observation démontre l'existence de vésicules closes caractéristiques, qui ont jusqu'à $0^{mm},3$, variant un peu par les dimensions et par l'aspect du contenu, d'une glande à une autre, mais offrant une constitution générale semblable : une tunique propre homogène plus ou moins granuleuse, entourée d'une mince couche de tissu lamineux et tapissée à l'intérieur d'un épithélium nucléaire. Si l'on examine la disposition des capillaires relativement à ces vésicules, on les voit se répandre jusque dans la couche celluleuse qui entoure la membrane propre sans jamais pénétrer cette dernière. D'après Giesker les capillaires s'y répandent sous forme de pinceau. Huschke a vérifié le fait sur les grandes vésicules de la rate du veau.

Quant au réseau général qui se répand sur les dernières cloisons celluleuses de ces glandes, il est en général très-serré; Berres l'avait noté pour la thyroïde; Kölliker l'a également trouvé très-cohérent dans la rate, où il a parfaitement déterminé la nature des plus fins capillaires formant un réseau sur les corpuscules de Malpighi, sans pénétrer dans la tunique de ces corpuscules. Ce réseau n'est interrompu que par les corpuscules eux-mêmes et par les plus petites lamelles de la charpente celluleuse de la glande.

Dans la thyroïde, MM. Legendre et Robin ont observé (1) que les artérioles arrivées, sur une vésicule close glandulaire, s'y épanouissent brusquement en quatre ou cinq branches disposées en étoiles. Celles-ci donnent naissance immédiatement à un réseau à mailles polygonales ou ovales, limitées par des capillaires aplatis, larges de 10 à 30 millièmes de millimètre. Les interstices des mailles n'ont guère que la moitié de ce diamètre. De ce réseau naissent brusquement, pour chaque vésicule, de une à quatre veines qui, dès leur naissance, ont déjà un volume considérable et sont comme plissées transversalement. Ces veines, comme on sait, sont bien plus nombreuses et plus grosses que les artères, et cela dans des proportions dont on retrouve peu d'analogues dans l'économie.

Cerveau. — En considérant ici d'une manière spéciale les capillaires du cerveau, nous allons les trouver avec des caractères très-intéressants à noter.

Les artères, après s'être ramifiées considéralement dans la pie-mère, entrent, à peu d'exceptions près, à l'état de capillaires artériels dans la substance nerveuse où ils se changent en réseaux capillaires à grandes mailles ; ceux-ci, en se réunissant, donnent naissance aux veines. La substance grise a plus de vaisseaux que la substance blanche, les mailles y sont environ deux fois plus étroites.

Les interstices des capillaires dans la substance médullaire ont de 4 à 8 centièmes de millimètre de long. Ces mailles sont assez ordinairement allongées et parallèles dans la moelle épinière.

On voit, d'après ces documents empruntés à Kölliker et vérifiés par M. Ch. Robin, que dans la substance cérébrale on ne trouve en général que des capillaires. Ces vaisseaux se ramifient dans la pie-mère, y atteignent la dimension des capillaires de la troisième variété, et pénètrent la substance cérébrale à l'état de capillaires de la deuxième variété en y formant des réseaux à larges mailles. La longueur des mailles, d'après E. Weber, dépasse huit à dix fois, et la largeur quatre à six fois le diamètre du capillaire.

Quand on observe la pénétration des capillaires dans la moelle, on les voit se détacher de la pie-mère par rangées régulières. Pour terminer enfin cette étude de la distribution spéciale des capillaires, je dirai quelques mots des réseaux admirables, ce qui me permettra d'embrasser ici quelques observations comparatives.

J. Müller divise les *réseaux admirables* en unipolaires ou diffus, et en bipo-

(1) Legendre. *De la Thyroïde.* Thèse. Paris, 1852, in-4°, p. 18 et pl. II, fig. 7 et 8.

laires ou amphicentriques; dans cette dernière espèce, les capillaires provenant du brusque épanouissement d'un tronc se reforment de la même manière en un tronc nouveau, qui se comporte ensuite à la façon ordinaire. Le mode d'épanouissement des vaisseaux dans la choroïde rentre dans les réseaux admirables unipolaires.

Les réseaux admirables bipolaires peuvent s'agglomérer en organes compactes qui ont été décrits comme des glandes sans conduit excréteur, la glande carotidienne des grenouilles, celle des poissons. Les branchies accessoires des poissons ne sont que des réseaux admirables, d'une structure penniforme ou branchiforme. D'après les recherches de Müller, on rencontre des dispositions semblables à la carotide des ruminants, du cochon et des grenouilles, à l'artère ophthalmique des ruminants et des chats. Les réseaux admirables de la choroïde sont communs à tous les vertébrés; on les rencontre aussi à la vessie natatoire des poissons, à l'artère cœliaque des *tynnus et alopias*, à l'artère brachiale et à l'iliaque externe chez les paresseux et les makis, aux artères axillaire et crurale chez les phoques et à l'artère tibiale de quelques gallinacés. (1) Je ne multiplierai pas davantage ces exemples, ils suffiront pour caractériser ce genre de documents.

Au terme de cette étude spéciale de la disposition des capillaires, il ne me reste plus, pour terminer la partie anatomique de ma thèse, qu'à indiquer les connexions des capillaires avec les vaisseaux de distribution, les lymphatiques et les nerfs, que je ferai suivre de quelques prescriptions pratiques sur la préparation des réseaux capillaires, de même que j'en ai donné pour l'étude des capillaires considérés en eux-mêmes.

CONNEXIONS DES CAPILLAIRES.

Au point de vue de la structure, j'ai établi comment il fallait concevoir le passage d'un vaisseau de distribution à un capillaire de la 2e variété. A propos de la distribution spéciale, j'ai rapidement énoncé les principales dispositions des formes capillaires dans les différents réseaux; mais jusqu'à présent je n'ai rien dit sur le mode général suivant lequel les artères se relient aux veines au moyen des capillaires. Ce nouveau sujet, d'une grande importance physiologique, ne sera ici l'objet que d'une courte remarque destinée à appeler l'attention sur ce qu'il y a de capital dans les connexions entre les trois ordres de vaisseaux, artères, veines et capillaires. Dans la 2e partie de ma thèse j'y

(1) Henle, *Anatomie générale*, t. II, p. 67, éd. Jourdan. Paris, 1843.

reviendrai, en distinguant le phénomène de la circulation générale des phénomènes collatéraux de circulations capillaires.

De très-bonne heure, dans les observations faites sur la circulation dans les capillaires, on s'est aperçu que la masse des globules apportés dans un réseau par les artères ne passe pas nécessairement par toutes les parties du réseau. On avait précisé cette vue par l'observation de capillaires de la 3e variété qui établissent directement une communication entre les dernières ramifications des artères et celles des veines. Le courant sanguin à travers ces capillaires était d'une observation facile. Pour le réseau des capillaires de la 1re et de la 2e variété, dont l'étude était plus difficile, on se contentait de dire qu'à côté de ces communications précises il est une sphère où le sang est libre et dans laquelle il entre en fusion intime avec ces tissus.

Quand M. Dubois (d'Amiens) répéta les observations de la circulation dans la membrane natatoire des grenouilles, il vit, comme dans plusieurs expériences de Fréd. Emmert, un capillaire artériel, partant d'un bord digital, arriver transversalement jusqu'à la partie médiane, sans avoir fourni aucune ramification; là, il se continuait directement avec un capillaire veineux. Mais pour généraliser un tel fait, je prendrai ici le cas dans lequel des capillaires de la 2e variété se détachent d'un capillaire de la 3e, établissant comme ci-dessus des communications directes entre l'artère et la veine. On voit même alors, ainsi que Warton Jones (1) l'a très-bien figuré, des courants sanguins s'établir directement de l'artère à la veine au moyen de plus gros capillaires.

Ce mode de connexion entre les artères et les veines est d'un très-grand intérêt pour comprendre le double phénomène de la rapidité avec laquelle certaines substances parcourent le circuit sanguin, et en même temps de la stase de certaines substances dans certains réseaux capillaires.

Il est un second point relatif aux connexions vasculaires des capillaires, c'est la communication supposée entre les capillaires sanguins et les capillaires lymphatiques. Tandis qu'un grand nombre de phénomènes physiologiques et pathologiques sont expliqués dans le sens d'une telle communication, jusqu'à présent les démonstrations anatomiques n'ont pas donné raison à cette interprétation; et relativement à la possibilité d'injecter les capillaires veineux par les lymphatiques d'un ganglion, je me range à l'opinion de M. Cruveilhier, qui n'a jamais observé ce passage que dans le cas où l'injection est poussée

(1) *On the state of the Blood and the Blood-vessels in inflammation*, Guy's Hospital reports, vol. VII, part. I, p. 5. Londres, 1850.

sur des ganglions lymphatiques altérés et particulièrement sur ceux qui ont subi le ramollissement rouge. M. Sappey observe avec raison que si la communication était réelle, on pourrait injecter les chylifères par les veines mésaraïques; or malgré son habileté bien connue dans ce genre de recherches, il n'a jamais pu y réussir.

J'arrive, comme dernier point relatif aux connexions des capillaires, à l'étude de leurs nerfs.

L'expérimentation physiologique établit rigoureusement l'action du système nerveux sur les capillaires sanguins; mais anatomiquement on ne saurait démontrer la présence des nerfs sur les parois des plus petits vaisseaux, ainsi que cela se démontre pour ceux qui ont un diamètre plus grand que les capillaires de la troisième variété. J'essayerai, dans la partie physiologique, de faire comprendre la relation indubitable établie par quelques vivisections entre les capillaires sanguins et les nerfs.

PRÉPARATION DES RÉSEAUX CAPILLAIRES.

Les indications pratiques qui vont suivre doivent naturellement se borner ici à quelques principes généraux; dans une opération aussi délicate que celle de la préparation des réseaux vasculaires, chacun sent qu'il ne suffit pas d'avoir une bonne formule d'un excipient à injection, et que ce n'est qu'après de nombreux essais qu'on arrive à se familiariser avec l'emploi des instruments.

Tandis que pour la préparation des capillaires on procède par dilacération comme je l'ai indiqué, pour celle des réseaux on procède par injection.

Dans cette pratique, comme dans celle des opérations chirurgicales, il faut employer le moins d'instruments possible et les instruments les plus simples.

Les petites *seringues à main* de M. Charrière, particulièrement celles des numéros 1, 2, sont les plus utiles; on en trouvera la description dans le Traité de M. Robin (1).

Les matières à injection sont, ou bien des substances liquides à la température ordinaire et susceptibles de se solidifier au bout d'un certain temps, ou bien des corps gras colorés qu'on injecte chauds et qui se solidifient par le refroidissement.

Quand on injecte ces derniers, il faut que l'organe ou l'animal à injecter

(1) *Du Microscope et des Injections*, p. 7. Paris, 1849.

soit plongé préalablement dans de l'eau froide dont la température est graduellement élevée de 30 à 50 degrés centigrades, de manière que toutes les parties soient à une température uniforme; on s'environne d'ailleurs de toutes les précautions indiquées dans l'excellente thèse de M. Ludovic Hirschfeld (1), dans laquelle on trouvera plusieurs bonnes formules de masses à injections.

Sur les organes frais, les injections réussissent moins bien que sur un animal mort depuis un certain temps. D'un autre côté, une altération trop grande des tissus devient une cause de perturbation; le choix du sujet est donc une affaire d'habitude dans laquelle le praticien tient compte de la nature de l'organe et des conditions extérieures de température et d'humidité.

C'est particulièrement dans les tissus altérés que l'on injecte avec une grande facilité les lymphatiques en poussant l'injection par les artères ou les veines.

La poussée de l'injection doit être très-modérée, mais soutenue. Si lorsque les artères, les capillaires et les veines d'un organe sont remplis, on continue à pousser, on ne tarde pas à produire des ruptures et une infiltration entre les fibres, ce qui constitue les *capillicules* de Bourgery, et en même temps on injecte aussi les lymphatiques, ce qui a surtout lieu quand on pousse du côté des veines comme l'a observé M. Hirschfeld. Les capillicules comme l'injection des lymphatiques sont considérés, à juste titre, comme un accident de préparation (2).

La méthode à injection par double décomposition, qui consiste à injecter d'abord de l'acétate de plomb, puis du chromate de potasse, ce qui donne un précipité jaune de chromate de plomb, peut, d'après M. Robin (3) donner lieu à quelques erreurs. « Sachant que l'eau, la gélatine, le suif même, poussés dans les vaisseaux, transsudent au travers des parois sans les rompre, comme le sérum du sang lui-même transsude continuellement au travers des mêmes parois pendant la vie; sachant que ces substances infiltrent les tissus, en écartent les fibres, comme sur un sujet légèrement œdématié; il ne faut pas être étonné de voir les solutions plombiques et chromiques transsuder de la même manière, et précipiter aussi bien au dehors que dans le capillaires.

(1) *Des Injections capillaires.* Paris, 1848.

(2) Doyère et Quatrefages, *Bulletin de la Société philom.*, 1345, p. 33.

(3) *Du Microscope et des Injections*, p. 34. Paris, 1849.

Je terminerai ces indications pratiques par la citation suivante empruntée au traité de M. Robin, dans lequel un tel sujet a subi tout le développement qu'il mérite.

« Je me suis assuré, en effet, qu'avec l'une et l'autre de ces solutions on produit un œdème artificiel aussi facilement qu'en injectant avec de l'eau; ce liquide surabondant se trouvant nécessairement entre les fibres qu'il maintient écartées, le précipité qui résulte de l'addition d'une autre dissolution ne peut pas occuper une autre place, les fibres des tissus n'étant pas creuses. C'est aussi ce que montre le microscope, car on obtient ainsi les mêmes formes de réseaux que par la rupture des capillaires dont il a été question à propos de l'injection des matières colorantes, et il est impossible qu'il en soit autrement, puisqu'elles dépendent de la texture du tissu. Il se forme aussi un précipité tout le long des capillaires, et les traînées interfibrillaires de chromate de plomb, qui sont en communication avec lui, font croire, souvent à s'y méprendre, qu'elles communiquent avec les capillaires eux-mêmes. Les tissus très-serrés et vasculaires, comme le périoste, ou très-serrés et peu vasculaires, comme les tendons, ligaments, aponévroses, ne présentent, du reste, jamais cet accident; ce sont seulement les tissus fibrilleux à texture peu serrée.

» Cet inconvénient, qui est des plus graves quoique pouvant être évité, doit faire rejeter cette méthode d'injection; elle ne peut être employée que pour faire une étude préliminaire des vaisseaux, et il ne faut pas pousser longtemps, ni fort, afin d'éviter la transsudation. Elle a fait croire, dans beaucoup de cas, à des *lacunes* là où il n'y en a pas, d'autant plus facilement que le précipité hors des vaisseaux a lieu sans rupture de ceux-ci et en conservant toutes les apparences de l'état normal à la préparation, vu la régularité de l'arrangement des fibres des tissus. En outre, le précipité floconneux de jaune de chrome obtenu ainsi diminue beaucoup de volume quand la pièce se dessèche, ou seulement quand elle perd son eau dans l'alcool ou autre liquide conservateur. Les parois des capillaires reviennent en même temps sur elles-mêmes, s'appliquent plus ou moins exactement sur ce précipité; en sorte que les dimensions des vaisseaux prises sur ces pièces sont nécessairement inférieures au diamètre réel des capillaires, tel qu'on l'obtient sur les préparations injectées autrement, et sur les capillaires qu'on a isolés sans injection et porté sous le microscope.

» On sait que lorsque l'estomac contient des aliments, le suc gastrique sécrété pour les digérer attaque après la mort les parois de l'estomac aussi bien que son contenu. Cette action est générale; mais chez les poissons, elle est tellement énergique (chez les cartilagineux en particulier), que les parois de l'estomac, dans toute leur épaisseur et une partie de celle des parois abdominales, sont altérés en quarante-huit heures, au point de faire manquer toute injection. Le même fait a lieu, mais moins énergiquement dans le cœcum ou dans la partie correspondante de l'intestin chez les animaux qui n'en ont pas; telle est l'extrémité inférieure de l'intestin à valvule spirale des plagiostomes.

» Comme immédiatement au-dessous de l'épithélium, les muqueuses sont couvertes d'un réseau très-serré, il est le premier attaqué et on a une fuite à toute la surface interne du viscère.

» Cet inconvénient se produit dans l'intestin grêle et le gros intestin lorsqu'il renferme des matières alimentaires, mais d'une manière moins prononcée ; de sorte qu'on a plus de chance d'y voir réussir l'injection. Du reste, dans tous les cas, pour bien injecter d'assez grandes surfaces, il est rare qu'on ne soit pas obligé de pousser au point de déterminer quelque rupture des capillaires, sans que pour cela l'injection soit toujours manquée. »

» C'est cette pluie d'injection qui a lieu par une infinité de petits orifices quand la muqueuse est digérée ou déjà trop altérée qui a fait croire et fait croire encore à quelques anatomistes, que les capillaires ont des orifices à la surface des villosités ou ailleurs; mais lorsqu'elle a lieu, l'étude de la muqueuse, faite au microscope, montre des orifices ou ruptures par lesquels on voit toujours une petite gouttelette faire saillie. Lorsqu'au contraire il n'y a pas de fuite ou qu'elle ne se produit que par places, on n'observe rien de semblable, et on peut constater l'intégrité des parois et la netteté des contours des capillaires. Alors seulement l'injection est bien réussie, les réseaux bien remplis, ce qui n'est pas dans l'autre cas, aussi bien dans l'intestin grêle où il y a des villosités, que dans l'estomac et le gros intestin qui en manquent. »

PHYSIOLOGIE DES CAPILLAIRES SANGUINS.

L'examen physiologique suivant portera essentiellement sur trois points principaux : premièrement, sur les phénomènes de la circulation capillaire; secondement, sur les propriétés endosmotiques des tuniques dans les capillaires proprement dits; troisièmement, sur les modifications physiologiques des capillaires par divers agents physiques et dans certains états morbides. J'établirai en outre, sous forme de préambule, la propriété contractile de ces vaisseaux.

Un grand nombre de faits tendent à démontrer que les vaisseaux capillaires des parties transparentes peuvent se resserrer sous l'influence d'irritations mécaniques et chimiques.

C'est particulièrement sur la membrane natatoire des grenouilles que ces expériences ont été faites. Les irritants employés sont la glace, l'essence de térébenthine, l'éther, l'aconit, le sel de cuisine. Il faut, dans tous les cas, éviter les agents qui peuvent augmenter ou diminuer la coagulabilité du sang.

Le froid et les irritations mécaniques ne manifestent pas immédiatement leur effet. La contraction débute lentement, atteint son *maximum* après quelques minutes, puis diminue peu à peu. Il ne faut donc pas s'attendre dans les expériences à voir une contraction rapide comme dans les tissus de la fibre rouge striée.

L'irritation locale ne reste pas circonscrite, elle se communique aux parties voisines, se propage de proche en proche le long de la paroi des vaisseaux.

La contractilité des capillaires peut également s'estimer au moyen des substances qui la paralysent.

La paralysie des capillaires, manifestée par leur expansion, peut dépendre d'une irritation qui a préalablement provoqué leur contraction.

Avec l'eau chaude, l'expansion s'opère après cinq minutes; avec la glace, la contraction préalable est d'une demi-heure, puis l'expansion se manifeste.

Wedemeyer, avec le sel de cuisine, a vu la contraction durer quatre à cinq minutes, puis la dilatation s'opérer sous forme anévrismatique.

D'autres substances, telles que l'ammoniaque, ont la propriété de déterminer l'expansion immédiate des capillaires. L'air, l'alcool, divers acides étendus, peuvent également provoquer directement cette expansion.

Jusqu'à présent cette contractilité n'a pu être mise directement en évidence au moyen de l'irritation magnético-électrique. Ed. Weber et E.-H. Weber (1) ont très-bien montré, à l'aide de cet excitant, la contractilité des petits vaisseaux. Mais en opérant avec beaucoup de soins sur le mésentère des grenouilles, ils n'ont pu constater ni dilatation ni contraction dans les capillaires soumis à l'excitation magnético-électrique.

La contractilité des capillaires s'observe facilement sur de jeunes mammifères; sur des animaux à température variable, grenouilles, salamandres, tritons, on peut voir les capillaires se resserrer et se dilater; et ce phénomène persiste même pendant quelque temps après la mort de l'animal.

Donc, si l'anatomie comparée ne nous fournissait des exemples de tissus anhystés contractiles, le tissu du capillaire sanguin permettrait d'étendre la propriété de contractilité à des tissus autres que la fibre musculaire.

CIRCULATION CAPILLAIRE.

L'étude de la circulation du sang dans les capillaires soulève deux ordres de question : les unes sont relatives au mode d'activité des capillaires dans le phénomène du courant sanguin ; les autres se rapportent à l'influence purement statique du capillaire, résultant de la constitution même du vaisseau ou de ses dimensions. Je commencerai par les dernières, parce qu'elles prépareront la solution des premières.

Pour nous débarrasser tout d'abord de l'influence générale du diamètre des capillaires, je rappellerai ici les principales lois démontrées par M. Poiseuille dans ses *Recherches expérimentales sur le mouvement des liquides dans les tubes de très-petits diamètres* (2).

M. Poiseuille a reconnu que, pour le même tube, les quantités d'eau écoulées dans le même temps sont proportionnelles aux pressions.

Il fallait vérifier la loi pour des tubes étroits en tenant compte de la longueur et du diamètre.

Quant à la longueur, M. Poiseuille a vu qu'il existe pour chaque tube une limite de longueur au-dessous de laquelle la loi des pressions n'a plus lieu, et la valeur de cette limite varie suivant le diamètre du tube.

Lorsque la longueur du tube se trouve au-dessous de la limite, la vitesse de l'écoulement augmente plus rapidement que la pression.

D'après les expériences de M. Poiseuille, *les temps employés pour l'écoule-*

(1) *Archives de Muller*, 1847, p. 232.

(2) *Mémoires des savants étrangers*, t. IX, p. 433. Paris, 1846.

ment d'une même quantité de liquide, à la même température, sous la même pression et à travers des tubes de même diamètre, sont proportionnels à la longueur des tubes.

Quant à l'influence du diamètre, dont l'étude rentre mieux dans le sujet qui m'occupe, M. Poiseuille a déduit de ces expériences la loi suivante :

Les produits de l'écoulement, toutes choses égales d'ailleurs, sont entre eux comme les quatrièmes puissances des diamètres, tandis que les temps de l'écoulement, pour une même quantité de liquide, sont en raison inverse des quatrièmes puissances des diamètres.

Les expériences de M. Poiseuille, répétées par MM. Arago, Babinet, Piobert et Regnault, ont été pleinement confirmatives.

Sans s'exagérer ici l'application qu'on peut en faire à l'étude de la circulation dans les capillaires, au moins permettent-elles de tenir en ligne de compte l'influence générale du calibre des vaisseaux sur la vitesse du courant sanguin, et encore faut-il mettre une grande réserve dans un tel rapprochement. Les développements anatomiques et physiologiques précédents fournissent assez de moyens d'appréciation, sans que je sois obligé d'établir ici une discussion sur des résultats qui ont surtout une importance physique ; je me contenterai de dire, comme l'a déjà fait remarquer Volkmann, que si les ramifications capillaires d'un vaisseau accroissent les surfaces d'adhésion, leur très-grand nombre compense dans une certaine mesure un tel désavantage.

Quoi qu'il en soit, l'observation générale de la circulation dans les capillaires, montre que la vitesse des globules y est généralement moindre que dans les artères et les veines. Cette différence est même notable dans les capillaires qui naissent immédiatement d'une artère.

A côté de ce fait général, d'autres phénomènes plus spéciaux se présentent et nécessitent quelques explications préalables. Dans l'observation du courant sanguin dans les artères et les veines, on sait, depuis Malpighi et Haller, que les globules sont doués de vitesses différentes suivant qu'on les considère dans l'axe ou vers les parois du vaisseau. M. Poiseuille a particulièrement fixé l'attention sur l'espace transparent qu'on remarque tout près des parois du vaisseau, espace dans lequel se montrent rarement des globules, et que Blainville a bien montré comme appartenant au sérum du sang. M. Poiseuille a constaté que l'épaisseur de cette couche de sérum diminue quand la vitesse des globules est plus petite et disparaît quand la vitesse est nulle. A vitesses égales, la couche transparente est plus considérable dans un gros vaisseau que dans un petit. Puis, au moyen d'expériences nombreuses et précises, il a vérifié pour les tubes vivants ce que M. Girard avait vu pour les tubes inertes, c'est-à-dire que les parois des vaisseaux, par une sorte d'affinité pour le sérum qui les mouille, rendent immobile une couche très-mince de ce sérum. Cette couche réagit de la même manière sur celle qui lui succède du côté de l'axe du vaisseau, et comme cette action est d'autant moins énergique qu'on s'éloigne davantage des parois, il s'ensuit que c'est à l'axe du vaisseau que le filet liquide a le maximum de vitesse.

Quand on examine la circulation capillaire, il arrive souvent que dans des vaisseaux dont le diamètre pourrait admettre au moins deux globules, on ne voit qu'une file simple de globules le plus souvent interrompue par des espaces que remplit le sérum. Quelquefois deux globules se présentent de front, mais bientôt celui qui se rapproche le plus de la paroi du vaisseau est arrêté dans sa marche, tandis que son voisin plus près de l'axe l'abandonne pour marcher seul; puis le globule fixé par la couche immobile de sérum, heurté par un nouveau globule, se porte vers l'axe et rattrape celui qu'il accompagnait d'abord. Dans un capillaire plus petit, un globule pourra se placer de manière à être fixé de tous côtés par la couche immobile de sérum, et ne sera dégagé que par l'impulsion *a tergo* de nouveaux globules. Enfin, je rappellerai cette particularité qui frappe les personnes observant pour la première fois ces mouvements : un globule cheminant dans un capillaire, aboutissant à une division dichotomique, est porté par le courant sur l'éperon de la division ; là, il oscille pendant quelques secondes et semble hésiter sur la route qu'il choisira, jusqu'à ce qu'un déplacement un peu trop grand le porte vers l'une des branches où le courant l'entraîne.

Tous ces phénomènes spéciaux s'expliquent, d'après M. Poiseuille, au moyen de cette couche immobile de serum qui tapisse les vaisseaux.

Si maintenant nous arrivons aux capillaires du plus petit diamètre, nous verrons sans avoir recours à la couche de sérum, que d'après la seule relation de dimension entre le capillaire et le globule sanguin, la circulation doit se trouver diversement modifiée, car le vaisseau n'offrira plus pour le passage d'un disque de $0^{mm},007$, qu'un calibre intérieur de $0^{mm},005$; mais nous savons que le globule sanguin est élastique : aussi peut-on voir distinctement dans les parties transparentes de la grenouille, par exemple, ou dans le mésentère des jeunes mammifères, un globule s'engager dans un capillaire sanguin de la première variété, s'allonger en le parcourant, puis reprendre sa forme en arrivant dans un capillaire d'un plus grand diamètre.

Il est vrai de dire qu'habituellement ces capillaires sont parcourus par du sérum et de fines granulations moléculaires; mais cela ne suffit pas pour établir l'existence spéciale des vaisseaux séreux, qui n'est rigoureusement démontrée nulle part et qui depuis la judicieuse appréciation de Béclard, n'aurait dû être relevée par personne. M. Jules Béclard (1) observe avec raison que les observations faites sur les plus petits capillaires vides et les déductions tirées de leur très-petit diamètre, ne sauraient avoir un caractère positif, attendu que les vaisseaux qui ne sont remplis ni par le sang ni par l'injection, sont certainement beaucoup plus fins, eu égard à la contractilité de leurs parois, qu'ils ne le seraient sur l'animal vivant.

Je viens d'étudier dans la circulation capillaire les phénomènes qui dépendent de la constitution même de ces vaisseaux; il me reste à examiner si, en vertu de leur contractilité, ils prennent une part quelconque au phénomène général du cours du sang.

Pour juger cette question comme plusieurs des précédentes, je m'adresserai de nouveau aux recherches de M. Poiseuille, et particulièrement à son grand travail sur le mouvement du sang dans les vaisseaux capillaires (2).

Sur une forte grenouille, on lie toutes les parties de la cuisse à l'exception des vaisseaux et nerfs cruraux, comme dans l'expérience faite sur un chien par M. Magendie pour étudier le passage du sang des artères dans les veines (3); puis des ligatures d'attente sont placées sur l'artère et la veine. Dans ces conditions, la circulation a lieu comme avant la préparation du membre, sauf quelques saccades passagères. Les globules se meuvent plus vite dans les artères que dans les veines et plus vite dans les veines que dans les capillaires. La membrane natatoire étant convenablement fixée pour l'observation microscopique, si l'on vient à intercepter le cours du sang dans l'artère en laissant la veine libre, la vitesse des globules est diminuée. Ils vont lentement et sans saccades de l'artère aux capillaires et de ces derniers aux veines. Après trois minutes, tout mouvement a cessé; suivant les grenouilles, il peut se maintenir jusqu'à douze minutes. Si on lève la ligature, les globules de tous les points observés sont lancés brusquement sous l'impulsion du sang que le cœur envoie tout à coup à travers l'artère crurale.

Le mouvement soudain des globules, quand on enlève la ligature de

(1) Béclard. *Éléments d'anatomie générale*, éd. J. Béclard, p. 305, Paris, 1852.

(2) *Mémoires des savants étrangers*, t. VII.

(3) *Précis élém. de physiologie*, 2e édit., t. II, p. 391.

l'artère, est évidemment dû à la projection du cœur. Quant à celui qui se maintient, quoique plus lentement qu'à l'état normal, après la ligature de l'artère, nous l'attribuons aujourd'hui à la contractilité des artères, sans recourir à une force inhérente aux globules qui les porterait, d'après une vue de Stevenson, des capillaires vers le cœur; ou bien encore à la force d'aspiration des vaisseaux capillaires, admise par Schultz (1) et L. Hodge (2). Nul doute que les globules sanguins soient vivants, comme la fibre du muscle ou le tube du nerf, mais de là à un mouvement propre, comme l'admettent Doellinger et Kaltenbrunner, il y a une immense distance.

Supposons maintenant que sur l'animal préparé comme dans l'expérience précédente, on lie la veine tandis que l'artère reste libre, on voit aussitôt la progression des globules dans les vaisseaux de la membrane natatoire, se faire par saccades qui durent quelques secondes. Dès que la veine au-dessous de la ligature a atteint son maximum de volume, il n'y a plus progression, mais un simple mouvement d'oscillation dont l'amplitude, d'abord d'une longueur de cinq globules, se réduit à une longueur de deux et se continue ainsi réduite, tant que dure l'oblitération de la veine. Leur nombre en une minute est précisément égal à celui des pulsations du cœur pendant le même temps.

Si alors on comprime l'artère, le mouvement oscillatoire s'arrête; il reparaît comme avant, si on cesse de comprimer.

Dans cette expérience, comme dans la précédente, nous avons dans les capillaires des phénomènes tenant à une double cause, l'impulsion du cœur et la contractilité des vaisseaux.

Pour ruiner entièrement la théorie de Doellinger, j'en rapporterai une troisième.

On dispose horizontalement sur le porte-objet du microscope le mésentère d'une grenouille. Tandis que la circulation s'y accomplit, on isole, avec le bistouri, une portion d'intestin avec son mésentère; presque aussitôt, le mouvement des globules cesse dans les capillaires. Dans les veines, il est accéléré dans sa marche naturelle; dans les artères, il a une direction rétrograde des rameaux vers les branches, puis les mouvements diminuent, et au bout d'un temps qui varie entre cinq et douze minutes, les globules sont partout immobiles.

(1) *Journal des progrès*, t. VII, p. 74 et 78.
(2) *Idem*, t. XIII, p. 51.

Cette expérience donne les mêmes résultats sur les mésentères de jeunes souris, de jeunes rats et de salamandres; elle nous montre, de plus que les précédentes, la marche rétrograde du sang dans les artères, qui serait incompatible avec la théorie de Kaltenbrunner et de son maître, sur l'action propre des globules.

Sur la patte isolée de la grenouille, sur la queue des têtards, également séparée, on observe les mêmes phénomènes; il faut avoir bien soin, dans tous les cas, de se préserver de diverses causes accidentelles qui déterminent un mouvement des globules dans les parties isolées du corps; l'action de la pesanteur, par exemple, déja signalée par Haller et Spallanzani, ou celle de la chaleur, bien déterminée par M. Poiseuille.

L'action immédiate du cœur sur la circulation capillaire se voit très-bien dans les mouvements saccadés des globules, dans les branchies des têtards de salamandres âgés d'un mois environ.

Enfin, pour compléter ces démonstrations expérimentales sur l'état des capillaires pendant la circulation, je rapporterai les phénomènes qui accompagnent la *circulation languissante*, phénomènes observés par Haller et Spallanzani sur les batraciens.

M. Poiseuille a fait l'expérience sur le mésentère d'une jeune souris.

Le mouvement des globules dans les capillaires du mésentère est d'abord continu et sans saccade. Après quarante minutes, le mouvement est ralenti et parfois saccadé; quinze minutes plus tard, les saccades sont fréquentes; la progression des globules est très-lente entre chaque pulsation du cœur; dix minutes après, il y a repos entre chaque systole; bientôt, dans les intervalles, le sang rétrograde, il y a oscillation. Enfin, quand la contraction du cœur n'est plus assez énergique pour faire équilibre à la contraction des vaisseaux, les choses se passent comme dans le mésentère séparé de l'animal: il y a stagnation dans les capillaires, cours naturel et lent dans les veines, cours rétrograde dans les artères.

D'après ces expériences, que je pourrais multiplier au moyen des nombreuses recherches faites sur ce sujet, on voit que si d'une part l'expérimentation établit dans la membrane des capillaires de la première et de la seconde variété des propriétés contractiles, il faut cependant n'attribuer aucune part essentielle à cette propriété dans le mouvement général des globules à travers les réseaux capillaires. Nous reconnaîtrons donc, avec M. le professeur Bérard, que cette contractilité des vaisseaux capillaires est purement relative aux phénomènes particuliers de nutrition qui s'opèrent dans les capillaires, et que son addition aux phénomènes essentiels de la propulsion du cœur et de la contractilité artérielle dans le mouvement de circuit du sang, peut être considérée comme nulle.

DES CIRCULATIONS CAPILLAIRES SPÉCIALES.

En déterminant, à la suite de l'étude des vaisseaux sanguins, les connexions générales des artères et des veines au moyen des capillaires, j'ai indiqué le double mode suivant lequel il faut comprendre ces connexions. En citant les observations de M. Dubois (d'Amiens) et celles de Warton Jones, j'aurais pu y joindre une remarque précise de Paget (1) faite sur la circulation dans l'aile de la chauve-souris. On sait que les artères et les veines correspondantes y sont placées l'une à côté de l'autre, le long des os métacarpiens et des phalanges. La membrane intermédiaire contient leurs nombreuses ramifications et les capillaires. Or il est arrivé très-souvent à Paget de voir des artérioles du second et du troisième ordre de ramifications, passer dans des veines d'un calibre correspondant et y porter directement le sang.

Cette nouvelle observation nous replace, comme celles que j'ai rapportées dans la partie anatomique, devant la question de la circulation générale et des circulations spéciales. On me reprochera peut-être de ne pas avoir considéré ce sujet à propos de la circulation dans les capillaires; mais le vague qui existe encore sur cette matière et les relations étroites que les circulations spéciales présentent par rapport à certaines lésions du système nerveux, m'ont déterminé à les séparer d'une partie où je me suis particulièrement attaché à juger l'action des capillaires dans le phénomène général de la circulation.

Schultz, de l'université de Berlin, est le premier qui ait abordé d'une manière sérieuse le côté spécial des circulations capillaires. Si son travail sur le *Mouvement périphérique du sang* (2), n'a pas laissé plus de traces dans les traités modernes de physiologie, c'est qu'il est allé trop loin dans le rôle qu'il accorde à cette circulation périphérique, et que du reste, dans sa démonstration, il s'est tenu dans des considérations trop générales. Nous allons essayer d'établir qu'il doit rester quelque chose de la proposition de Schultz, et je relaterai plus loin quelques expériences

(1) *On Inflammation*, *Medical Gazette*. London, 1850, p. 968.
(2) *Journal des progrès, des sciences et institutions médicales*, t. VII. Paris, 1828.

qui donneront à la notion du mouvement périphérique un caractère plus précis.

D'une manière générale, nous avons établi que le mouvement du sang dans les capillaires est sous l'influence du cœur et de la contractilité artérielle. Dans le cas où un capillaire de la troisième variété fait directement communiquer une artère et une veine, le circuit s'accomplit rigoureusement entre les deux variétés, et nous comprenons ainsi sans peine comment du prussiate jaune de potasse, injecté dans la veine jugulaire d'un chien, arrive en vingt-cinq secondes dans l'artère carotide. Mais tout le prussiate ne revient pas ainsi par la carotide, car il en peut séjourner dans le foie pendant plusieurs jours. Ce retard tient-il à une fixation immédiate du prussiate dans l'organe, ou tient-il au mode particulier de la circulation dans les plus fins capillaires? telle est la véritable question à résoudre.

Nous avons vu que si la forme dendritique caractérise les divisions des artérioles, au contraire, du moment où on entre dans le lacis des capillaires, on a des réseaux caractéristiques, à mailles plus ou moins serrées, à forme circulaire, polygonale. Or, quand on examine attentivement le cours du sang dans ces réseaux, on voit que si d'une part l'ébranlement général des globules est sous l'influence du cœur, d'autre part cette impulsion centrale ne détermine pas invariablement la direction des petits circuits dans le réseau, comme elle détermine le cours du sang dans les arborisations artérielles; aussi voit-on les globules affecter, sous l'œil de l'observateur, des directions variées entre les différentes parties du réseau. Il y a donc là, dans cette circulation capillaire, des phénomènes généraux d'ébranlement des globules, appartenant à l'impulsion générale de la circulation du sang, et d'autre part une circulation réticulaire, qui dépend de la disposition même des capillaires dans le réseau, et l'on comprend très-bien que dans ces intrications si déliées, dont j'ai donné la description, une portion du sang, poussée par les artères, soit retenue un certain temps par ces trajets tortueux qui tendent en quelque sorte à le devier de sa route.

Il faudrait donc ajouter, d'après cela, à nos premieres conclusions sur la circulation capillaire, que le cours du sang n'est pas seulement ralenti par le petit calibre des vaisseaux, qui augmente les surfaces de frottement, mais que certaines portions du sang y sont à la fois ralenties, et arrêtées temporairement par suite de la disposition même du réseau qui les force à se mouvoir çà et là dans le nombre infini des mailles vasculaires, circonstances tout à fait capitales pour comprendre les phénomènes de nutrition et d'assimilation, que dans aucun cas on ne saurait mettre en parallèle avec l'acte instantané de l'artérialisation du sang.

Cette nouvelle manière de considérer la circulation capillaire contribuera peut-être à lui donner plus de crédit, tout en la débarrassant des exagérations qui ont naturellement motivé son exclusion. Mais je ne m'en tiendrai pas à ces vues et je vais donner la relation de plusieurs expériences dans lesquelles cette distinction entre la circulation capillaire et la circulation générale s'établit avec une grande netteté.

M. Cl. Bernard (1), recherchant comment les phénomènes de calorification sont réglés par le système nerveux, et dirigeant d'abord ses recherches sur le grand sympathique, a fait la section du filet de communication entre le ganglion cervical supérieur et l'inférieur, de manière à soustraire la face à l'action de ce nerf. On sait, en effet, que les nerfs sympathiques qui se rendent à la face, procèdent du ganglion cervical inférieur d'après les recherches de MM. Budge et Waller (2). Cette section ayant été opérée d'un seul côté, sur des lapins, animaux chez lesquels le filet de communication est distinct du pneumogastrique, il a noté du même côté de la face, une augmentation de température notable au simple toucher, ou par l'introduction du doigt dans les oreilles de l'animal. Ce phénomène, comme on le sait, n'est pas isolé, il s'accompagne toujours, du même côté que celui de la section, d'une contraction de la pupille, de la diminution dans la grandeur des ouvertures buccale, nasale et palpébrale. Mais ce qui nous intéresse le plus ici, c'est une injection très-remarquable des réseaux capillaires, qui détermine une plus grande rougeur des surfaces ainsi injectées. Cette congestion capillaire accompagne le phénomène que j'ai noté plus haut, l'élévation de la température ; on observe en même temps une augmentation de la sensibilité.

Si lorsque tous ces effets sont bien établis, on vient à galvaniser le bout périphérique, tout rentre dans l'ordre. Les différentes contractions des ouvertures de la face, et les phenomènes d'augmentation de température, de sensibilité, de congestion capillaire, cessent complétement pour se rétablir dès que l'excitation galvanique est supprimée.

Les phénomènes ainsi produits ne sont pas provisoires. M. Bernard les a suivis sur un chien pendant dix-huit mois.

Si l'on refroidit un animal qui a subi cette opération, le côté de la section

(1) *Comptes rendus de la Soc. de Biologie*, t. IV, p. 168. Paris, 1852.

(2) *Comptes rendus de l'Acad. des sciences*, t. XXXIII, p. 370. Paris, 1851.

se refroidit plus tard. D'autre part, en chauffant spécialement le côté sain, on peut lui donner la même température que du côté lésé.

M. Bernard cherchant l'interprétation de ces faits a cru remarquer que les vaisseaux artériels sont contractés. Mais ce qu'il y aurait d'important à constater, ce serait l'état des capillaires. Quoi qu'il en soit, cet expérimentateur se contente pour le moment d'assimiler la congestion spéciale des capillaires à ce qu'elle est dans les cas où un organe entre activement en fonction. Mais il résulte au moins des expériences de M. Bernard que la circulation capillaire peut être affectée par la section de certains nerfs, d'une manière spéciale; tandis qu'il est des lésions du système nerveux, qui affectent la circulation générale sans atteindre les circulations spéciales à chaque organe.

Pour terminer cet article, j'emprunterai à Schultz l'indication d'un ordre de preuves qui tout en établissant la réalité des circulations capillaires spéciales, achèvent de déterminer leur relation avec le système nerveux.

Dans diverses circonstances physiologiques, le sang apporté dans un organe s'y amasse d'une manière évidente; les mamelles pendant la secrétion du lait, la muqueuse stomacale dans la digestion, l'utérus pendant la grossesse, la peau au moment d'une forte transpiration. Quel que soit, dans ces cas, l'état de la circulation générale, on ne saurait y subordonner l'état spécial de la circulation capillaire. Donc, des phénomènes de circulation capillaire peuvent se montrer avec un caractère particulier d'indépendance, soit relativement aux autres parties du système capillaire, soit relativement à l'ensemble de la circulation. D'un autre côté, la fièvre peut s'allumer sans déterminer nécessairement l'injection du système capillaire.

Veut-on maintenant des phénomènes réflexes s'établissant entre deux points de ce système, au moyen de circuits nerveux, et indépendamment de l'état général de la circulation, je citerai la congestion artificielle de la muqueuse buccale déterminant par réflexion la congestion de l'estomac. Enfin, comme phénomène nerveux plus complexe, j'indiquerai les émotions passagères, insuffisantes pour troubler notablement la circulation générale, et déterminant, suivant la nature de l'impression, la rougeur ou la pâleur des capillaires de la face.

Je pense que de l'ensemble de ces considérations, ressort assez nettement la nécessité qu'il y a de reconnaître à côté des phénomènes généraux du circulus d'Harvey, des phénomènes spéciaux de circulation capillaire, qui varient suivant la disposition des réseaux, c'est-à-dire suivant les organes et surtout suivant la manière dont les organes sont reliés au moyen du système nerveux.

DE L'ENDOSMOSE ET DE L'EXOSMOSE DANS LES CAPILLAIRES.

Pour aborder d'une manière précise l'examen des propriétés endosmotiques des capillaires, je commencerai par signaler le phénomène physiologique fondamental en vertu duquel le sang veineux est transformé en sang artériel à travers les capillaires du poumon.

Dans cette modification instantanée, il faut surtout considérer, avec M. le professeur Bérard, le changement de couleur et l'échange des gaz (1).

C'est dans le poumon que le sang prend la teinte écarlate rutilante qui caractérise le sang artériel (2). Lower l'avait établi dans ses vivisections (3). Goodwin (4), sur le poumon d'une grenouille, put directement contempler le phénomène; le sang amené noir dans les capillaires y devenait rouge en les traversant. Depuis, Bichat, par une expérience ingénieuse, a vulgarisé la notion de ce phénomène.

Le changement de coloration du sang dépend de l'échange des gaz qui se fait par endosmose à travers les capillaires.

J'ai donné, à propos des capillaires du poumon, la disposition générale des réseaux sur les vésicules; on y a vu d'après Kölliker les vaisseaux à 0,003 de millimètre de l'épithélium des vésicules. Or, tout en admettant que cet épithélium lui-même peut prendre une certaine part aux phénomènes d'endosmose, en définitive il faudra bien reconnaître que l'acte fondamental s'opère à travers la tunique des capillaires sanguins.

Pour caractériser en peu de mots l'échange des gaz, je rappellerai à cet égard les formules de M. le professeur Bérard (5); bien qu'elles se rapportent à la comparaison générale entre le sang artériel et le sang veineux, elles permettront de juger l'acte spécial des capillaires du poumon.

« 1° On retire plus de gaz du sang artériel que du sang veineux.

» 2° Il y a tout à la fois plus d'acide carbonique et plus d'oxygène dans le sang artériel que dans le sang veineux.

(1) *Cours de Physiologie*, t. III, p. 369. Paris, 1852.

(2) *Idem*, p. 379.

(3) *Tractatus de corde*, p. 165.....

(4) *De la connexion de la vie avec la respiration*, p. 37.....

(5) *Loc. cit.*, t. III, p. 405.

» 3° Que le sang soit artériel ou veineux, il fournit beaucoup plus d'acide carbonique que d'oxygène.

» 4° Le sang artériel a *relativement* plus d'oxygène que le sang veineux.

» 5° Il y a relativement plus d'acide carbonique dans le sang veineux que dans le sang artériel. »

Si à côté de ces formules générales, nous plaçons l'énoncé des résultats spéciaux, l'action endosmotique des capillaires dans le phénomène de l'échange des gaz se trouvera rigoureusement démontrée.

L'air qui sort du poumon contient moins d'oxygène. D'après les observations de Davy et de Gay-Lussac, l'air inspiré contenant 21 parties d'oxygène n'en contient plus que 19. Il contient plus d'acide carbonique : 3 pour 100 au moins, 5 pour 100 au plus, d'après M. Dumas.

Dans ce double courant, s'accomplissant instantanément à travers les capillaires, nous trouvons l'explication du changement survenu dans la coloration du sang à travers les capillaires du poumon.

Pour compléter la notion d'un tel phénomène, je dois faire une remarque essentielle afin de préserver de la disposition qu'il y aurait à accorder aux capillaires une part trop directe sur la proportion relative des gaz qui traversent leurs tuniques. En effet, de même que dans tout phénomène endosmotique il faut, outre la nature de la membrane, tenir essentiellement compte de la constitution des liquides qui forment les courants, de même pour le phénomène de l'échange des gaz dans le poumon, les différents états de l'air et du sang peuvent donner lieu à des proportions différentes dans les échanges. On sait, par exemple, que l'oxygène, mélangé à l'hydrogène au lieu d'être mélangé à l'azote, passe en plus grande quantité dans le sang. D'un autre côté, M. Bernard a fait récemment sur le sang des expériences correspondantes (1). Quand il introduisait dans le sang une certaine quantité de sucre, il voyait constamment diminuer la quantité d'oxygène absorbé. Cette expérience, répétée un grand nombre de fois, s'est trouvée en concordance avec un grand nombre de résultats enregistrés par MM. Regnault et Reizet, dans lesquels la quantité d'oxygène absorbé était toujours moindre pour les animaux en pleine digestion que pour les animaux à jeun ; on sait, en effet, que pendant la digestion la quantité de sucre augmente dans le sang et se rencontre dans toutes les parties du circuit sanguin. M. Bernard a fait également une contre-épreuve avec le chlorure de sodium qui agit en sens in-

(1) *Procès-verbaux de la Société de Biologie*, 1853.

verse du sucre et détermine, quand il est en excès dans le sang, une endosmose d'oxygène plus considérable.

Du reste, à défaut de ces expériences, le grand travail de MM. les professeurs Andral et Gavarret, sur les variations de l'exhalation d'acide carbonique, suivant les différentes conditions de l'organisme, montrerait bien que, dans l'échange des gaz, il faut tenir compte d'un grand nombre de circonstances.

Si des capillaires du poumon nous passons maintenant dans les capillaires des autres organes, nous allons voir des phénomènes du même ordre, mais inverses, se présenter. En effet, le sang qui est artériel en arrivant dans les capillaires généraux, passe dans les veines à l'état de sang veineux. Mais il faut concevoir, que dans chaque tissu, il est des modifications spéciales dépendant du mode particulier de nutrition de chaque partie.

Pour préciser ici par un exemple le rôle des capillaires dans les conditions générales de la nutrition, je considérerai le tissu du muscle dans lequel l'entretien des propriétés les plus caractéristiques de la fibre rouge, se maintient au moyen d'une nutrition très-active. On a pu voir par la disposition des capillaires dans ce tissu, que, malgré sa grande vascularité, il faut y concevoir des îles de substance musculaire, qui peuvent avoir en étendue le diamètre d'un, deux et même trois faisceaux primitifs, et dans ces espaces, l'entretien s'opère néanmoins avec une grande activité. Cet entretien se fait au moyen du *suc nourricier*, du *plasma* du sang, qui passe par endosmose de la cavité des capillaires proprement dits, dans le tissu même du muscle, et chaque île de substance se pénètre des points qui sont immédiatement en contact avec les vaisseaux, vers ceux qui occupent les parties centrales des îlots intercapillaires. Le muscle, fait avec le plasma de la fibrine musculaire, renouvelle l'ensemble de ces principes immédiats, et comme tout renouvellement de ce genre comprend un double phénomène de composition et de décomposition, le tissu propre pour le cas du muscle, rejette par exosmose, dans le courant sanguin, à travers la tunique des capillaires, la créatine, la créatinine, l'inosate de potasse que d'autres capillaires présenteront à des surfaces d'élimination, au rein par exemple.

D'après cet exemple qui peut servir de type, on voit que dans l'acte général de la nutrition, le rôle du capillaire doit être considéré comme assez uniforme; il laisse passer à travers sa paroi le plasma du sang et les produits excrétés par ce tissu, tandis que dans le tissu, suivant qu'il est formé de telle ou telle substance homogène, de telle ou telle cellule, fibre, tube, l'assimilation s'effectue en vertu de propriétés de l'ordre végétatif appartenant à chacun de ces éléments, et variant suivant l'espèce et la variété de ces éléments.

J'introduirai ici, à propos de la nutrition, une remarque comparative qui servira de complément à ce que j'ai dit, en parlant du développement, sur la relation fondamentale qu'il y a entre le diamètre des vaisseaux et leur structure.

Quand on étudie le système sanguin dans la patte des têtards de triton dont il a été question (p. 10), on voit, pour chaque doigt (pl. II, fig. 4), une arcade vasculaire allongée dont le sommet courbé répond à l'extrémité supérieure et dont les deux branches se dirigent à la manière des vaisseaux collatéraux des doigts. Le sang, arrivant dans ces deux branches uniques, est ascendant du côté gauche et descendant du côte droit. A cette période du développement, la même que celle indiquée à la page 10, le diamètre des deux vaisseaux est d'environ 20 millièmes de millimètre ; ils ont donc, d'après la loi indiquée, la structure des capillaires de la première variété. Plus tard l'arcade pousse des éperons qui forment bientôt de nouveaux capillaires, tandis que l'arcade capillaire augmentant de diamètre prend peu à peu les caractères d'un vaisseau de distribution à trois tuniques. D'après cette transformation, on voit qu'il y a déplacement dans le phénomène nutritif, car le vaisseau qui se prêtait d'abord à des courants endosmotiques, en se compliquant dans sa structure, devient propre au transport du sang, sans concourir, par ses parois, à l'exsudation du plasma. Il est bon de remarquer que, dans l'état initial que j'ai indiqué, tout le doigt, qui a environ 1/2 millimètre d'épaisseur, se nourrit seulement au moyen de l'arc vasculaire simple.

La figure indiquée, faite d'après nature par M. Ch. Robin, permet de concevoir nettement ce point capital du développement et du rôle des capillaires.

Pour compléter ces indications sur l'endosmose et l'exosmose, je dois citer des exemples de quelques conditions spéciales, soit d'absorption, soit d'élimination.

La surface de l'intestin grêle, pendant la digestion, est le siége d'un mouvement d'endosmose des plus actifs, d'après lequel les divers aliments gras, sucrés, albuminoïdes, pénètrent dans les capillaires lymphatiques et sanguins. Au niveau des villosités, les lymphatiques chylifères sont au centre, les sanguins à la surface, un vernis amorphe et une couche d'épithélium cylindrique isolent leur paroi du côté de la cavité de l'intestin, et suivant Boehm et Goodsir, l'épithélium s'exfolierait au moment de la chylification. Or, quand on assiste aux phénomènes d'endosmose qui se passent dans ces vaisseaux, on ne peut se défendre, en voyant les lymphatiques se gorger de l'émulsion graisseuse, le chyle et les capillaires sanguins absorber les liquides sucrés, amidonnés, albuminoïdes, on ne peut se défendre, dis-je, d'accorder aux parois des capillaires quelque chose de plus que dans le phénomène général de la nutrition ; car il se fait là une endosmose élective qui semble tenir à la constitution même de la tunique des capillaires ; mais les capillaires sanguins sont parcourus par le sang, les chylifères par la lymphe, et l'on pourra objecter que c'est l'état de ces liquides intérieurs qui détermine la nature du courant.

J'arrive à de nouveaux cas dans lesquels l'endosmose, au lieu de s'opérer comme dans le précédent, d'une surface tégumentaire à la cavité du capillaire, s'opère du capillaire vers une surface tégumentaire ou sécrétoire. L'exhalation pulmonaire cutanée, l'exhalation sur des surfaces séreuses rentrent dans les cas les plus généraux; il faut se rappeler que l'évaporation d'eau sur les téguments en contact avec l'air est proportionnelle à l'état hygrométrique et à la température de l'air. Dans le rein, nous trouvons déjà des conditions plus spéciales pour l'élimination spéciale de certaines substances, bien que dans des cas particuliers, l'urée, par exemple, soit éliminée aussi bien au niveau des capillaires du rein que dans ceux de l'intestin. Elle a été rencontrée, en effet, dans la sérosité du péritoine, par Nysten chez des hydropiques, par Simon chez des individus atteints de maladie de Bright. L'urée peut également passer dans le liquide céphalo-rachidien, comme l'a vu Schlossberger. Enfin M. Favre en a trouvé une certaine quantité accompagnant dans la sueur l'hydrotate de soude et de potasse qu'il a découvert dans ce liquide. Cependant il faut reconnaître, surtout quand on considère le parenchyme des glandes, que l'élimination de beaucoup de substances contenues dans le sang n'a pas lieu simultanément et avec la même abondance par toutes les surfaces ; M. Magendie et Tiedemann ont fait à cet égard, sur l'alcool, le camphre, l'essence de térébenthine, le musc, le phosphore et diverses substances salines, des essais caractéristiques. Les expériences plus récentes de M. Bernard sur le prussiate jaune de potasse, le sucre, l'iodure de potassium, établissent encore la spécialité des voies d'élimination. Il faut bien alors admettre que les propriétés endosmotiques des capillaires restant les mêmes, les conditions de texture au milieu desquelles ils sont placés déterminent la nature de l'élimination.

Dans le foie, un phénomène plus complexe se présente : la production simultanée de la bile et du sucre y constitue un problème des plus difficiles à résoudre ; car pour la production de ces deux substances caractéristiques, la texture du foie se montre dans tous les points avec le même aspect. Nous en sommes donc réduits, pour simplifier la solution du problème, à concevoir que la formation du sucre dans les capillaires du foie se lie d'une manière directe et nécessaire à la formation même de la bile dans les conduits sécréteurs du foie.

Mais je ne saurais poursuivre une analyse dans laquelle il faudrait successivement passer en revue tous les problèmes de la vie végétative, car c'est au niveau des capillaires que s'opèrent les phénomènes essentiels du mouvement de composition et de décomposition. Je terminerai donc ce sujet par la considération d'un dernier cas dans lequel les capillaires peuvent se présenter à nous à la manière d'une surface sécrétante.

A propos des glandes vasculaires, j'ai signalé la présence générale de vésicules caractéristiques qui ont conservé dans la rate la dénomination de corpuscules de Malpighi, bien que ce dernier anatomiste en eût donné une très-fausse idée. J'ai également indiqué le mode de distribution des capillaires par rapport à ces vésicules. Nous n'avons malheureusement, sur la fonction des glandes vasculaires, qu'un grand nombre d'hypothèses indémontrables ; ce que nous avons en particulier de plus positif sur la rate, ce sont les expériences de M. J. Béclard sur le sang qui revient de cet organe.

Sans être accusé d'un excès d'optimisme, nous pouvons admettre que plusieurs de ces glandes jouent un rôle dans l'organisme. Or ce rôle peut se concevoir comme résultant soit d'une action directe du parenchyme de la glande sur le sang, soit d'une production particulière dont le siége serait, par exemple, les vésicules closes. Or, dans cette dernière hypothèse, les produits passeraient de la vésicule dans les capillaires, et ceux-ci pourraient alors être considérés comme la véritable surface d'excrétion à l'égard de produits qui, au lieu d'être versés sur une surface tégumentaire, comme pour les glandes à conduits sécréteurs, se rapporteraient essentiellement à la formation de certains matériaux du sang. On voit, d'après cette interprétation, que M. J. Béclard, en étudiant le sang qui vient de la rate, a porté l'expérimentation relative à la fonction de ces glandes, sur son véritable terrain, et de même que dans le sang compris entre le foie et le poumon on a pu déterminer la provenance du sucre, de même pourra-t-on un jour déterminer la provenance de tel ou tel principe du sang dans les vaisseaux qui viennent soit de la rate, soit de la thyroïde. La véritable difficulté, dans un tel ordre d'explorations, dépendra de ce que le produit dont on recherche la formation existe déjà dans le sang; et à cet égard, on peut dire que si le sucre existait dans toutes les parties du système circulatoire, aussi bien dans l'état d'abstinence que dans l'état de digestion, la découverte de M. Bernard eût été certainement reculée.

On me pardonnera, j'espère, ces considérations purement théoriques sur un sujet aussi bien fait pour exciter l'émulation des physiologistes, et dans lequel l'expérimentation ne saurait trop s'entourer de réflexions propres à la diriger avec plus de sûreté.

MODIFICATIONS PHYSIOLOGIQUES DES CAPILLAIRES PAR DIVERS AGENTS PHYSIQUES ET DANS CERTAINS ÉTATS MORBIDES.

L'étude des divers modificateurs physiques, relativement au rôle physiologique des capillaires, pourrait ici subir un grand développement; je me bornerai à quelques indications relatives à l'action de la température et de la pression atmosphérique, en me servant surtout, dans cette appréciation, de notes recueillies aux leçons de M. le professeur Bérard.

Le froid, en modifiant l'épaisseur de la couche immobile de sérum, y ralentit la circulation du sang. On peut observer directement cet effet sur le mésentère d'une grenouille. Si, pendant qu'on y observe les phénomènes normaux du mouvement des globules, on place sur ces parties, des petits morceaux de glace, on voit dans les globules, comme l'a noté M. Poiseuille, un mouvement de rotation plus prononcé, en même temps que leur mouvement de translation diminue de vitesse. Puis, le sang finit par stagner dans un bon nombre de vaisseaux. La circulation se rétablit, si l'on vient à supprimer cette action du froid. Comme complément de démonstration, on observe, d'un autre côté, qu'en répandant sur le mésentère quelques gouttes d'eau à 40° centigrades, la circulation y est accélérée à ce point que l'observation spéciale des globules est rendue impossible.

Il faut remarquer que l'action du froid est plus rapide, quand on expérimente sur les capillaires d'un animal à température constante. Il suffit, en effet, dans beaucoup de cas, de l'exposition à l'air, du mésentère d'une jeune souris, pour que la circulation soit arrêtée dans beaucoup de capillaires.

Étudions maintenant quelques effets de la pression atmosphérique sur la circulation dans les capillaires.

Spallanzani avait déjà constaté que la circulation capillaire se maintient dans le vide de la machine pneumatique. M. Poiseuille ayant soumis des têtards, des grenouilles, des salamandres, des souris blanches, de très-jeunes rats à des pressions qu'il faisait varier entre quelques centimètres et plus de 500 centimètres de mercure, a vu chez ces animaux la circulation capillaire ne subir aucune modification apparente dans sa vitesse, quelles que fussent les variations de pression subies par ces différents animaux.

C'est en profitant de la propriété qu'ont les animaux nouveau-nés de supporter impunément la privation de l'air, que l'on a pu réduire la pression à quelques centimètres.

Quand M. Poiseuille soumettait à l'action du vide de jeunes souris qui avaient trois semaines, il a vu qu'à la pression de 12 centimètres de mercure, la vitesse du sang diminue, et si l'on continue à faire le vide, les globules oscillent, puis s'arrêtent. Ce document sert d'appui à la doctrine soutenue par M. le professeur Bérard, sur les phénomènes de l'asphyxie (1).

Ces expériences de M. Poiseuille laisseraient ici quelque vague sur l'explication des phénomènes qui accompagnent l'application des ventouses, si je ne rappelais, d'après M. le professeur Bérard, qu'il faut établir une distinction fondamentale entre les cas où tout l'animal est soumis à des pressions variées et ceux où une partie du corps se trouve spécialement soumise à une pression différente de celle que supporte l'ensemble du système capillaire.

Je ne puis entrer ici dans l'observation des diverses indications pratiques qui résultent de l'action de la température et de la pression atmosphérique sur l'organisme. Je vais donc compléter cet article par l'étude des modifications physiologiques qui se rattachent à divers états morbides et en particulier à l'inflammation.

Dans la partie anatomique j'ai décrit, à titre de document expérimental, l'altération athéromateuse et les diverses formes de l'ectasie des capillaires. Je vais ici établir quelques rapprochements entre ces modifications et divers états pathologiques, soit spontanés, soit provoqués artificiellement.

La théorie de l'inflammation est celle qui a suscité à cet égard le plus grand nombre de travaux sur le système vasculaire ; mais si les observations directes sur les petites artères sont très-nombreuses, il n'en est pas de même pour les capillaires ; nous allons néanmoins trouver sur ce dernier point des

(1) *Cours de Physiologie*, t. III, p. 451. Paris, 1852.

documents qui permettront de concevoir aussi nettement qu'on peut le faire aujourd'hui, quelle est la signification de certaines altérations des capillaires, relativement à divers états morbides. Nous allons parler surtout de la dilatation anévrismatique des capillaires dans l'inflammation.

Les premières observations faites à cet égard sont dues à Kölliker et Hasse. Sur un sujet mort à la suite d'un catarrhe chronique, les capillaires de la muqueuse des bronches présentaient des dilatations soit partielles, soit totales, avec allongement du vaisseau.

Sur le cerveau d'une chienne morte d'un ramollissement rouge de cet organe, ces observateurs constatèrent des dilatations sacciformes des capillaires.

Bruch (1) trouva des dilatations analogues dans les capillaires d'une chienne morte à la suite d'une péritonite. Ecker (2) les observa sur les plus gros capillaires dans un cas de struma vasculosa.

Virchow, dans son important travail sur la dilatation des capillaires (3), discute rigoureusement ces faits. Il observa lui-même la dilatation et l'allongement des capillaires dans un cas d'hypertrophie inflammatoire des papilles de la peau; mais il la rencontra également dans des tissus non enflammés et des observations analogues avaient été enregistrées par Barensprung, Harting, Schrœder. Virchow arrive donc à cette conclusion, que l'ectasie des capillaires ne se lie pas rigoureusement aux phénomènes inflammatoires, mais doit être surtout considérée comme la conséquence de la pression du sang s'exerçant sur des capillaires dont les parois sont altérées par suite de troubles nutritifs, amenant souvent la métamorphose graisseuse de la tunique du capillaire. Cette manière de voir est, comme on le voit, toute différente de celle bien connue de Henle. D'après ce dernier observateur, si fécond en inductions physiologiques et pathologiques, souvent heureuses, dans le phénomène général de la nutrition, le plasma du sang passe dans les tissus par endosmose, à travers les parois des vaisseaux. La nature du sang, la pression, la vélocité, et la propriété endosmotique de la paroi des capillaires sont les conditions du phénomène.

Pour Henle la contraction des capillaires restreint l'endosmose du plasma et produit la pâleur; leur atonie, leur paralysie déterminent la rougeur et une accumulation plus considérable du plasma, car l'étendue de la surface

(1) *Zeitschr. f. rat. med.* Bd. V, p. 71, 1846.

(2) *Idem*, 1847.

(3) *Archiv für pathologische anatomie und physiologie*, t. III, p. 428. Berlin, 1851.

8

perméable devient plus grande. Ce qui le prouve ajoute-t-il, c'est la grande quantité des corpuscules sanguins dans les capillaires dilatés, notée par la plupart des observateurs.

Quand le sang s'arrête et que le plasma a abandonné les vaisseaux, il se passe, tant dans les vaisseaux que les globules, des changements qui expliquent les terminaisons de l'inflammation. On voit d'après cela que, pour Henle, la paralysie des vaisseaux capillaires est la cause prochaine de la congestion et de l'inflammation, et de l'exsudation en général.

Paget (1), dans son beau travail sur l'inflammation, antérieur à celui de Virchow, soutient également que les formes diverses de la dilatation tiennent surtout à l'affaiblissement préalable de la paroi des vaisseaux dans des points isolés. Du reste, Paget n'avait pas observé l'ectasie des plus petits capillaires, tandis qu'il a indiqué toutes les variétés de l'ectasie des petites artères.

Le mémoire de Warton Jones (2), si riche en observations physiologiques, contient plusieurs remarques intéressantes sur le mode d'accumulation des globules dans la congestion et la stagnation étudiées sur la patte de la grenouille, au moyen de la solution concentrée de sel marin. Voici quels ont été les principaux phénomènes observés :

La *stagnation* commence dans les capillaires et s'étend dans les veines d'un côté, dans les artères de l'autre ; elle est déterminée par des globules rouges plus affaissés et plus foncés que dans l'état naturel, qui adhèrent aux parois des vaisseaux et auxquels adhèrent ensuite d'autres globules. Les adhésions aux parois des vaisseaux ont lieu ordinairement vers une bifurcation, au point où le courant sanguin frappe avec force sur l'angle de la bifurcation.

Si ces adhésions des globules ont lieu dans les artères qui conduisent aux capillaires, ces petites masses, d'abord agglomérées, peuvent être déplacées et agir comme des tampons en entrant dans les capillaires.

On ne voit pas beaucoup de globules incolores dans les vaisseaux où le sang stagne, mais on en voit, en nombre considérable, dans les veines du voisinage où le cours du sang est encore libre, quoique peut-être retardé.

L'accumulation des corpuscules incolores contre les parois des vaisseaux et leur mouvement lent tient à la tendance qu'ont ces corps à adhérer à la tunique des vaisseaux. *On voit quelquefois un globule* adhérant assez fortement par un point de sa surface à la paroi du vaisseau, s'allonger par la force

(1) *London med. Gaz.*, t. XLV, p. 967, 1850.
(2) Gay's *Hospital reports*, vol. VII, part. I, p. 1. London, 1850.

du courant et prendre une forme caractéristique au milieu des globules rouges plus petits.

Quand le cours du sang est actif, la force du courant est en général suffisante pour s'opposer à cette tendance des globules incolores à adhérer aux parois des vaisseaux. Quand le cours du sang est retardé, l'adhésion a lieu et a pour résultat l'accumulation d'un grand nombre de globules incolores.

Les globules rouges à l'état naturel n'ont pas cette tendance à adhérer aux parois des vaisseaux, et leur tendance à s'y agglomérer entre eux est toujours combattue par le mouvement circulatoire.

Cette accumulation spéciale des globules blancs a été également signalée par Nasse, Popp, Williams et Addison. Nous allons voir qu'elle n'est pas conforme avec des expériences plus récentes de M. Lebert.

Warton Jones et Paget ont très-bien jugé expérimentalement l'opinion d'après laquelle le cours du sang serait accéléré dans les vaisseaux resserrés, et ralenti dans les vaisseaux dilatés. L'indication judicieuse des différentes causes d'erreur leur a permis d'établir l'opinion contraire qui, en principe, est la véritable,

M. Lebert, dans sa physiologie pathologique, avait déjà noté la grande inégalité du calibre des capillaires dans les parties enflammées. Ayant exécuté depuis, de nouvelles expériences sur l'inflammation du tissu cellulaire sous-cutané, chez les grenouilles, il a vu ces phénomènes se présenter d'une manière constante. Sous ce dernier rapport, les recherches de M. Lebert ont un nouvel intérêt. En effet, dans les contractions et dilatations décrites par Warton Jones, la modification, dans beaucoup de cas, est pour ainsi dire spasmodique et par conséquent passagère, tandis que dans les observations de M. Lebert comme dans celles de Virchow, elles étaient permanentes.

M. Lebert (1) ayant pris, sur la grenouille, une portion notable de peau avec son tissu cellulaire sous-cutané, dans le voisinage d'une plaie profonde, l'a placée sur la lame de verre porte-objet, de manière que les vaisseaux étaient tournés du côté de la face libre. Après avoir enlevé une membrane fibrineuse gélatiniforme, il a examiné la préparation au moyen de la lumière directe, afin de ne pas être obligé de séparer la peau. Dans la partie la plus rouge, avec un grossissement de dix diamètres, la rougeur qui à l'œil nu était diffuse s'est présentée sous forme d'arborisations vasculaires, dans lesquelles les forts grossissements permettaient de reconnaître les globules sanguins. Dès ce

(1) *Mémoires de la Société de Biologie*, t. IV, p. 67. Paris, 1852.

premier examen, on s'aperçoit que le calibre des artères des veines et des capillaires est altéré. Les vaisseaux rétrécis dans une partie de leur trajet, présentaient par places des dilatations presque sphériques, dépassant de quatre à cinq fois le diamètre des vaisseaux au-dessus et au-dessous. Le plus souvent, la dilatation était cylindrique, tandis que, au-dessus et au-dessous de la dilatation en forme de boudin, elle était plus étroite qu'à l'état normal. Ainsi, par exemple, un vaisseau qui a normalement 1/20 de millimètre en largeur, se retrécit de manière à n'avoir plus que 1/30 de millimètre et au niveau de la dilatation, il a 1/10 de millimètre; il conserve ce diamètre dans une étendue de 1/2 millimètre, puis représente l'étroitesse de 1/30, et enfin, sa largeur normale.

M. Lebert a fait des observations analogues sur des capillaires de 1/100 et 1/80 de millimètre, qui, au niveau des dilatations, avaient 1/50 et même 1/30 de millimètre. Les dilatations des capillaires présentaient, en outre un aspect tortueux.

La fausse membrane qui recouvrait ces arborisations renfermait une quantité notable de globules de pus, et commençait à se vasculariser, par quelques vaisseaux provenant du tissu cellulaire voisin.

Je trouve, dans un travail de Reichert (1), une note sur l'état tortueux des capillaires que je crois devoir mentionner ici. Reichert, en étudiant sur un lièvre les connexions du ganglion de Gasser avec les filets qui en partent, a remarqué un capillaire avec des sinuosités noueuses, probablement analogues à celles qu'indique M. Lebert. Reichert croyait avoir affaire aux dilatations signalées par Kölliker et Hasse; mais il a vu que ces sinuosités n'étaient que des anses étroites, simples, plus ou moins serrées, souvent entortillées et dues à un capillaire qui avait le même diamètre dans tout son parcours; on trouvera, dans le volume des archives de Muller, un dessin représentant cet entortillement. Je ne pense pas, comme le dit Reichert, que cet état ait pu donner le change à Hasse. Du reste, les observations récentes de M. Lebert ne doivent laisser aucun doute à cet égard.

Ainsi que je l'ai déjà signalé relativement à la proportion relative des globules blancs et des globules rouges dans ces dilatations, M. Lebert a vu que la quantité des globules blancs est en effet augmentée, mais que les globules rouges forment la base de ces agrégations globuleuses phlegmasiques. Le principal changement y consiste dans une augmentation gé-

(1) Muller, *Archiv für Physiologie*, 1847, p. 480.

nérale des globules et une diminution du liquide intercellulaire qui peut devenir plus épais par le fait que la membrane amincie des capillaires, d'après les lois de l'endosmose, se laisserait plus facilement traverser par un liquide tenant en suspension des sels, que par un liquide fibro-albumineux. Toutefois, l'analyse chimique de l'exsudation n'a pas encore démontré la réalité de cette espèce d'élection pour le produit de la transsudation inflammatoire.

Il ne pouvait entrer dans mon plan de me livrer à des considérations particulières sur l'inflammation, ainsi que le fait par exemple M. Dubois (d'Amiens) dans sa savante dissertation sur l'hypérémie capillaire. Le point de vue anatomique et physiologique auquel je suis placé m'impose ici de justes limites. Je me contenterai donc de terminer cette seconde partie par une courte indication sur la manière de concevoir les exsudations sanguines.

D'après la notion que nous avons de la structure des capillaires, nous ne pouvons concevoir une hémorrhagie sans une rupture ou déchirure de ces vaisseaux. Les épanchements et hémorrhagies par simple *exsudation* sont incompatibles avec l'observation rigoureuse des capillaires. Quand il y a hémorrhagie, quand il y a exsudation sanguine, il y a préalablement déchirure des capillaires, et si l'on songe à la disposition des réseaux à la surface des muqueuses, si peu protégés par une mince couche d'épithélium qui se renouvelle sans cesse, on doit plutôt s'étonner de la rareté des hémorrhagies à l'état normal.

HISTORIQUE.

Dans l'élaboration des sciences complexes, il arrive souvent que la marche historique de l'esprit humain n'est pas la marche logique. Le développement de la question qui fait le sujet de cette thèse en est un exemple caractéristique. Nous avons en effet comme trait initial de l'histoire des capillaires, des recherches nombreuses et précises sur la circulation du sang dans les vaisseaux, faites à une époque où les capillaires eux-mêmes n'étaient pas connus, et par des observateurs qui souvent commençaient par en nier l'existence.

Harvey, par une de ces inductions qui n'appartiennent qu'au génie, traça la route du sang et la démontra par une série d'expériences, qui seront toujours un modèle dans l'application du procédé expérimental aux phénomènes physiologiques. Tandis qu'une étroite critique s'attaquait à la fondation impérissable d'Harvey, la curiosité, armée du microscope, en contemplait l'admirable réalité, et cette découverte qui avait coûté tant d'efforts, trouvé tant d'incrédules, soulevé tant de discussions, se voyait avec un verre grossissant sur la patte d'une grenouille.

Jusqu'à Harvey aucun observateur n'avait été spontanément poussé à rechercher le mode d'abouchement des artères et des veines; l'impulsion devait surtout venir de la découverte du mouvement général du sang dans ces vaisseaux. Peu de temps après la publication du mémorable traité *De motu cordis et sanguinis* (1628), Borel, de l'Académie des sciences, publia des observations microscopiques parmi lesquelles on rencontre deux indications sur le mouvement du sang dans les vaisseaux (1).

Borel, d'après sa relation, ne semble pas être le premier qui ait observé le phénomène. A partir de Malpighi, les observations acquièrent un très-haut degré de précision. Nous trouvons dans une lettre écrite à Borelli (2) une affirmation des plus nettes sur la communication par anastomoses directes. En 1697, Cowper observa également les communications directes. Dans Leeuwenhoëk, nous trouvons un grand nombre d'observations sur la circulation dans les membranes transparentes des poissons, des têtards et des grenouilles, et il y indique la communication entre les artères et les veines au moyen de petits vaisseaux plus minces qu'un cheveu. Leeuwenhoëk parle aussi des mouvements oscillatoires et même de l'élargissement des vaisseaux, quand il y a stagnation du sang. Après Leeuwenhoëk, ces sortes de recherches furent répétées par beaucoup d'observateurs : Haller, Ledermuller, Spallanzani, Doellinger, Kaltenbrunner, Meyer, Baumgærtner, Blainville, Poiseuille, Schultz, et d'autres savants modernes, signalés dans le cours de ma thèse.

A côté des observations physiologiques qui donnent ainsi une démonstration si simple de la théorie de Harvey, un autre ordre de recherches, résultant du perfectionnement dans les procédés pratiques d'injection des vaisseaux, contribuait également à préparer la vraie notion des capillaires.

Déjà Sylvius employait des instruments délicats pour insuffler les vaisseaux

(1) *De vero telescopii inventore,..... accessit etiam centuria observationum microscopicarum*, n° I et II. La Haye, 1655, in-4°, fig.

(2) *De pulmonibus epistola secunda*, p. 247. Francfort, 1683.

(3) *Opera omnia*, t. II, epist. 65, 66, 67, 68, 84, 86; t. III, epist. 112, 119, 122, 123, 129. Lugd. Batav., 1722.

ou pour y pousser des liquides colorés. Bientôt le procédé ingénieux de Swammerdam (1) et les perfectionnements successifs de Graaf (2), Homberg (3), facilitèrent l'étude des petits vaisseaux; l'emploi des masses résineuses dû à Nichole et perfectionné par Hunter et Sue; l'introduction de la colle de Flandre pour les injections fines, par Rouhaut (4); enfin les procédés modernes indiqués dans les travaux particuliers que j'ai cités dans mon travail, déterminèrent une série correspondante d'études anatomiques précieuses sur les petits vaisseaux et les capillaires. Stenon observait les réseaux de la choroïde, Bidloo un grand nombre de plexus, Verheyen les réseaux du rein, Winslow ceux de la membrane de Ruysch; Ruysch lui-même décrivait les plus gros capillaires du foie, de la rate, du cœur, des lèvres, etc. Lieberkühn donnait pour la première fois la disposition des capillaires dans les villosités de l'intestin et exécutait les belles préparations dont plusieurs se remarquent encore à Berne. Enfin, si nous prenons les travaux de ce genre faits à partir de Prochaska, nous avons en première ligne Berres, suivi de Dœllinger, Wagner, Retzius, Hyrtl, Gruby, Burgraave; et pour faire ici une digne part aux anatomistes de notre école, nous citerons les belles injections de MM. Nat. Guillot, Robin, Giraldès, Mandl, Bourgery et Ludovic Hirschfeld.

Les injections de vaisseaux laissant voir, dans les plus petites ramifications, des routes déterminées pour le sang, il semble que de très-bonne heure la distinction précise des capillaires aurait dû s'établir ; nous allons voir néanmoins que cette notion est toute moderne.

Une appréciation détaillée des idées anatomiques et physiologiques de Prochaska, de Bichat, de Béclard, de Panizza, de Czermak, de Marshall Hall, etc., m'entraînerait trop loin. Je vais ici m'attacher particulièrement à l'historique relatif à la connaissance du capillaire considéré en lui-même.

Pour Leeuwenhoëk les plus fins capillaires sont de simples gouttières creusées dans la substance des tissus. A une époque où les lois de l'endosmose étaient inconnues, cette manière de concevoir les plus petits vaisseaux permettait d'expliquer comment, au niveau de ces gouttières, le sang abandonne les parties nutritives aux substances solides; on avait même cru voir les globules se fixer aux parois et s'agréger au parenchyme.

(1) *Miraculum naturæ.* Leyde, 1667.

(2) *Tractatus de usu siphonis anatomia.* Leyde, 1668.

(3) *Mémoires de l'Acad. des Sciences*, 1699, p. 165.

(4) *Idem*, 1718, p. 217.

Ces vues prirent surtout une grande consistance dans la théorie de Doellinger qui soutenait que pendant l'inflammation le sang se creuse de nouvelles gouttières. Kaltenbrunner (1), Oesterreicher, Meyer, Wedemeyer, Baumgaertner professent les mêmes idées. Il faut d'ailleurs reconnaître que l'opinion de Doellinger était un progrès relativement à ceux qui n'admettaient aucune liaison déterminée entre les artères et les veines pour lesquels il y avait extravasation du sang dans des cellules imaginaires.

Beaucoup d'auteurs modernes, Krause lui-même, niaient encore la paroi des vaisseaux capillaires, lorsque des recherches plus précises vinrent rectifier à cet égard l'opinion des biologistes les plus recommandables.

Déjà Reichel, Spallanzani, Wedemeyer, Muller et Weber avaient aperçu les parois des capillaires représentées par des lignes obscures, lorsque Windischmann (2) les vit isolées dans l'organe aplati du limaçon des oiseaux; J. Muller (3), dans les canalicules corticaux des reins de l'écureuil; Valentin (4), dans les villosités de l'intestin grêle; Schultz (5), dans les plexus choroïdes du cerveau. Cependant Muller, à défaut de notions précises sur la structure de ces parois, soutenait encore l'idée du parenchyme condensé.

Tréviranus (6), le premier, isola les vaisseaux de la substance cérébrale et constata que leur tunique était homogène. Il confondit les noyaux avec des globules du sang. Puis Schwann (7) isola également des capillaires parmi les vaisseaux mésentériques de la grenouille et considéra les noyaux comme appartenant aux cellules primitives dont il fait dériver les capillaires.

Les choses en étaient là quand Henle a exposé, d'après ses observations personnelles la structure des capillaires (8).

La tunique des capillaires de la première variété est parfaitement décrite par Henle; sous l'influence des théories de Schwann, il se laisse aller à des analogies entre les corpuscules allongés ou ronds et les noyaux ordinaires de cellules. Mais voici maintenant comment il considère les capillaires formés

(1) *Recherches expérimentales sur la circulation du sang*, pour faire suite à celles de Dœllinger, *Journal des Progrès*, t. IX, p. 38.

(2) *Auris in amphibiis structura*, p. 33, in-4°. Leipzig, 1831.

(3) *Physiologie*, t. I, p. 217.

(4) *Entwickelungeschichte*, p. 299. Berlin, 1835.

(5) *System der Circulation*, p. 174. Stuttgard, 1836.

(6) *Beitræge*, t. II, p. 99, fig. 76, 1835.

(7) *Berlin. Encycl.*, art. Gefœsse, 1836, p. 223.

(8) *Anat. génér.*, éd. Jourdan, t. II, p. 20. Paris, 1843.

de plus d'une tunique. A partir des capillaires, qui ont $0^{mm},010$, la paroi interne de la membrane primaire se présente sous forme d'une couche simple de noyaux de cellules. Ces noyaux, plus rapprochés les uns des autres que ceux de la membrane vasculaire primitive, sont reliés par une mince tunique qui leur sert de support à tous. Cette couche celluleuse est, pour Henle, l'*épithélium des capillaires.* Nous venons de considérer la face interne de la paroi du capillaire, voyons maintenant l'externe. Henle y observe des noyaux ovales en travers; il les place dans l'épaisseur de la paroi externe de la tunique primitive, mais quand ces noyaux transverses, très-bien décrits par Henle, se montrent, on en voit apparaître de longitudinaux qui dérivent d'une métamorphose des noyaux primitifs de cellules. Dans des vaisseaux plus compliqués, Henle recherche ensuite la constitution générale du vaisseau idéal à six tuniques. Il est facile de voir d'après ces remarques, extraites du traité de Henle, que si la notion du capillaire de la première variété est pour lui bien nette, il ne peut en être de même des capillaires composés de plus d'une tunique. La même obscurité règne, à cet égard, dans les traités qui ont suivi celui de Henle.

Kölliker (1), dans les plus fins capillaires, décrit une tunique à *simple contour*, tandis qu'on voit deux lignes parallèles du moment où la tunique a 0,001 de millimètre. Comme Henle, il analyse très-bien les noyaux de cette tunique, qui sont placés en dedans, quand la tunique est très-fine, et dans l'épaisseur, même quand elle est moins délicate. Mais quand il arrive à la transition de ces vaisseaux à des capillaires plus complexes, il reconnaît la très-grande difficulté de cette étude. Néanmoins, voici comment il l'explique : le capillaire se complique à la fois du côté de sa paroi interne et du côté de l'externe. Du côté de l'interne, par la plus grande abondance des noyaux; du côté de l'externe, par une couche adventice sans structure; si l'on poursuit un tel vaisseau du côté des artères, les noyaux intérieurs se transforment en épithélium et la partie moyenne de la tunique en couche élastique. On voit que Kölliker admet aussi l'épithélium de Henle que j'ai déjà combattu dans la partie anatomique de ma thèse. J'ajouterai ici que même ces observateurs n'ont pu apercevoir, entre les noyaux, des délimitations cellulaires, chose d'ailleurs impossible, quand on remarque qu'il y a le plus souvent, entre ces noyaux, une distance égale à trois ou quatre fois le dia-

(1) *Handbuch der Gewebelehre des Menschen*, p. 556. Leipzig, 1852.

mètre d'une cellule d'épithélium et surtout de celui des vaisseaux dont les cellules ont de très-petites dimensions.

Pour achever de caractériser la situation actuelle d'une telle question, j'emprunterai à Todd et Bowman un dernier document (1).

Ces deux physiologistes acceptent la notion générale d'après laquelle les capillaires proprement dits sont considérés comme ne changeant pas de dimension dans les réseaux qu'ils forment. Ils ont décrit plusieurs formes de ces réseaux, mais relativement à la constitution essentielle des capillaires, ils partagent le même vague que Henle et Kölliker. En effet, ils confondent en quelque sorte dans une même description les capillaires des trois variétés. Les capillaires, d'après eux, consistent en une tunique homogène, interrompue à de courts intervalles par des noyaux qui adhèrent à la paroi des vaisseaux ou qui y sont contenus. Ces noyaux sont le plus souvent ovales, quelquefois circulaires, le plus grand nombre ont leurs axes parallèles à la direction des vaisseaux, mais quelques-uns sont placés transversalement. Dans quelques-uns de ces capillaires, on aperçoit des traces à peine marquées d'une striation circulaire. Tels sont les seuls documents essentiels qu'on trouve dans le traité de Todd et Bowman, relativement à la structure fondamentale des capillaires. On pourra maintenant apprécier justement le mérite de l'observateur dont le nom est venu si souvent sous ma plume dans ma partie anatomique. En citant M. Robin comme je l'ai fait, je me donnais tout à la fois la satisfaction du devoir et celle de l'amitié.

Les détails dans lesquels je suis entré, à propos des altérations des vaisseaux, dans les autres parties de ma thèse, doivent me dispenser de reproduire ici, sur tous les points, les principaux types déjà cités. L'examen particulier par lequel je viens de terminer m'a permis d'éviter, au milieu de l'étude directe des capillaires, une discussion qui m'aurait éloigné de la description rigoureuse par laquelle je me suis efforcé, dès le début, d'établir la notion exacte des capillaires sanguins.

(1) *Anatomy and physiology of man.* London, 1852 (dernier fascicule).

EXPLICATION DES PLANCHES.

L'explication descriptive se rapporte à l'ensemble des deux planches. Les renvois entre parenthèses se rapportent aux pages de la description.

Pl. II, fig. 6. Capillaires de la première variété et de la deuxième variété, se continuant les uns avec les autres.

a-b-c. Capillaire de la première variété s'unissant en *c* à un conduit de la deuxième variété (*voy.* p. 3 et 4).

b. Montre l'un des noyaux longitudinaux caractéristiques de la première variété faisant saillie du côté du canal sanguin (*voy.* p. 3).

c. Noyau longitudinal, à cheval et courbé, dans l'épaisseur de la paroi, à l'angle d'abouchement de deux capillaires (*voy.* p. 4).

a-e. Montre une certaine étendue d'un capillaire n'offrant que des noyaux longitudinaux ou de première variété (*voy.* p. 3 et 4).

e-g. Noyaux obliques plus superficiels que les longitudinaux, devenant tout à fait obliques en *g* et montrant le passage de la première à la deuxième variété de capillaires (*voy.* p. 6).

g-g. Capillaire de deuxième variété bien caractérisé (*voy.* p. 5).

g. Noyaux transverses, dont les allongés paraissent circulaires sur le bord des capillaires parce qu'ils sont vus par leur extrémité (*voy.* p. 6).

Pl. II, fig. 1. Capillaire de la deuxième variété des plus gros ou à peu près (*voy.* p. 5).

b-b. Noyaux longitudinaux de la tunique interne.

c-c. Noyaux transverses, plus longs, plus étroits, de la tunique externe.

a, *a*. Mêmes noyaux que *c*, mais vus par leur bout dans l'épaisseur de la paroi, dont le microscope ne montre alors que le plan ou coupe transverse, qui est circulaire (*voy.* p. 6).

Ce capillaire, pris sur un adulte, présente déjà dans son épaisseur les granulations graisseuses, à contour net et foncé, à centre brillant, qui deviennent plus abondantes avec l'âge.

Pl. I, fig. 4. Capillaire de deuxième variété, de grandeur exceptionnelle, tel qu'on en trouve quelquefois à l'état normal dans le cerveau (*voy.* p. 7). Il offre en outre cette particularité, que les noyaux transverses de la tunique externe, au lieu d'être ovales et disposés transversalement, sont tout à fait circulaires (*voy.* p. 7). Il présente aussi quelques rares gouttelettes ou granulations graisseuses.

Pl. I, fig. 5. Capillaire de troisième variété (*voy.* p. 8).

e. Noyaux longitudinaux indiquant la tunique interne et noyaux transverses de la tunique externe (*voy.* l'explication des deux précédentes figures) devenue ici tunique moyenne par suite de l'addition de la troisième tunique *a-c* et *b-d.*

b-d et *a-c*. Tunique adventice ou troisième tunique formée de fibrilles minces et onduleuses du tissu cellulaire.

b-b. Branche de ce capillaire ayant les caractères de ceux de la deuxième variété montrant l'origine de la tunique adventice ou de tissu cellulaire, à fibrilles onduleuses, etc. (*voy.* p. 8).

Dans l'épaisseur des deux autres tuniques, on voit aussi quelques gouttes ou granulations graisseuses isolées ou accumulées, bien que le capillaire ait été pris sur un sujet de cinquante-cinq ans environ, dans le corps calleux.

Pl. I, fig. 3. Capillaire de première variété montrant des ramifications et des amas séniles de granulations graisseuses (*voy.* p. 4).

a, b, c. Granulations réunies en amas.

d. Granulations graisseuses isolées.

Pl. II, fig. 2. Granulations graisseuses, volumineuses, sphériques, isolées ou accumulées dans un capillaire de deuxième variété; ce capillaire, pris dans la pie-mère d'un vieillard, mort de maladie du foie, montre ce dépôt formé surtout dans la tunique à noyaux transverses qui a perdu, par suite de ce fait, tous les corpuscules de cet ordre dont je viens de parler (*voy.* p. 8).

a, a. Granulations graisseuses.

b, c. Fibrilles du tissu cellulaire rares, ne formant pas couche continue, mais indiquant seulement le passage à la troisième variété.

Pl. I, fig. 1. Capillaire de la première variété pris dans une tumeur colloïde non cancéreuse (*voy.* p. 15); on y trouve des granulations graisseuses, petites, d'égal volume, à contours foncés, à centre brillant, isolées, réunies en chapelets ou en groupes de formes diverses.

a. Double série de granulations graisseuses.

b. Noyau longitudinal faisant saillie du côté de la cavité du capillaire (*voy.* p. 4).

c, d, e. Granulations graisseuses en amas de formes diverses ou en chapelets.

Pl. I, fig. 2. Capillaire de première variété, pris dans une tumeur épithéliale des fosses nasales présentant un cas d'ectasie simple (*voy.* p. 17).

a, a. Noyaux faisant saillie hors du capillaire (*voy.* p. 3 et 4).

b, b. Noyaux faisant saillie dans la cavité du capillaire (*voy.* p. 3 et 4).

e, e. Dilatation simple ou ectasie (*voy.* p. 17).

Pl. II, fig. 3. Capillaire de première variété prise dans une volumineuse tumeur encéphaloïde ramollie de l'ovaire (*voy.* p. 15). Il offre la structure ordinaire, mais est parsemé de granulations graisseuses ; fait qui, d'après M. Robin, s'observe toutes les fois qu'il y a production de capillaires nouveaux, dans les conditions pathologiques quelconques, dont il a été question dans le cours de ce travail (p. 12 et 14).

Pl. II, fig. 4. Anses vasculaires représentées dans la position qu'elles occupaient les unes à côté des autres, dans la queue d'un têtard de triton de 12 à 15 millimètres de longueur (*voy.* p. 12). Leur origine et leur abouchement avaient lieu dans l'artère et la veine caudale, mais étaient masquées par les muscles de cette région.

h-m, *l-k* et *h-c*. Indiquent le capillaire de ces anses parcouru par le courant de sang artériel.

a, *b*, *d* et *f*. Montrent les prolongements encore à l'état de cul-de-sac d'anses capillaires nouvelles en voie de formation (*voy.* p. 11, 12 et 13). Des globules sanguins rouges et ovales ou blancs et sphériques sont engagés dans presque tous ces culs-de-sac.

g-h, *f*. Globules rouges ovales, vus de face ou de côté.

i, *a*, *b*. Globules blancs sphériques, finement granuleux. Ces globules ont été figurés en tout aussi grand nombre qu'ils se montrent chez les animaux de cet âge, où le sang est encore pauvre en globules, et où souvent des capillaires sont longtemps parcourus par du sérum dépourvu de globules (*voy.* la partie physiologique de ce travail).

Fig. 5. Patte du même animal, dont deux doigts ont été représentés pour montrer l'anse vasculaire qui les nourrit, leur circulation étant à cette époque bornée à un seul courant artériel *g-k*, avec un courant de retour ou veineux (*g-h*). L'origine de ces vaisseaux est masquée par les muscles déjà striés entre lesquels ils sortent vers la commissure des doigts, et par les cartilages du carpe et du métacarpe. Ceux-ci et ceux des doigts ne forment encore qu'une seule masse, non subdivisée en phalanges, os métacarpiens et métatarsiens distincts. Ce cartilage est représenté par une substance homogène, creusée de cavités, dans lesquelles naissent des cellules peu de temps avant la subdivision en pièces squelettiques distinctes, ce que montre le doigt de l'animal figuré en entier. La couche superficielle de grandes cellules épithéliales, encore sphériques ou ovoïdes, est formée d'une ou deux rangées de cellules seulement.

g-g. Le capillaire en partie caché par le cartilage, ce qui le fait paraître plus étroit que dans le reste de son parcours.

h. Globule ovale rouge, vu de côté.

i, *i*. Globules blancs, sphériques.

k. Anse vasculaire où le courant, d'artériel qu'il était, devient veineux. Elle est toujours en grande partie masquée par le cartillage du doigt. (Elle a été sur le petit doigt rendue par la lithographie plus évidente qu'elle n'est naturellement.)

ERRATA.

Page 3, lignes 5 et 37, à pl. I, etc., *ajoutez* pl. II, fig. 6.
Page 4, ligne 22, *ajoutez* (pl. II, fig. 6, *c*).
Page 5, ligne 30, *ajoutez* (pl. II, fig. 6, *a-e* et *e-g*).

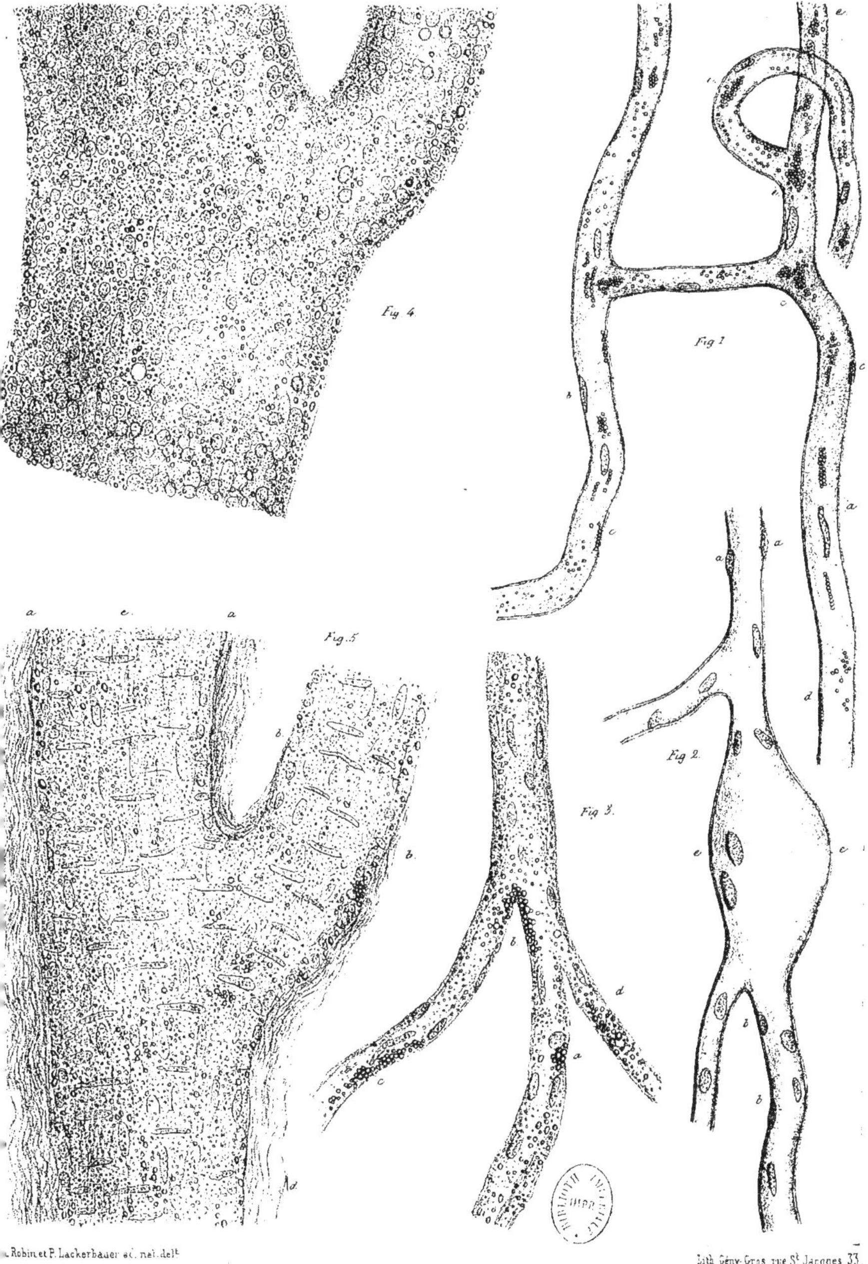

Robin et P. Lackerbauer ad. nat. delt.

Lith. Gény-Gros, rue St Jacques, 33.

Vaisseaux capillaires.

Fig. 1. 2 et 3, Ire variété, état sénile et morbide; fig. 4. IIe variété; fig. 5. IIIe variété.

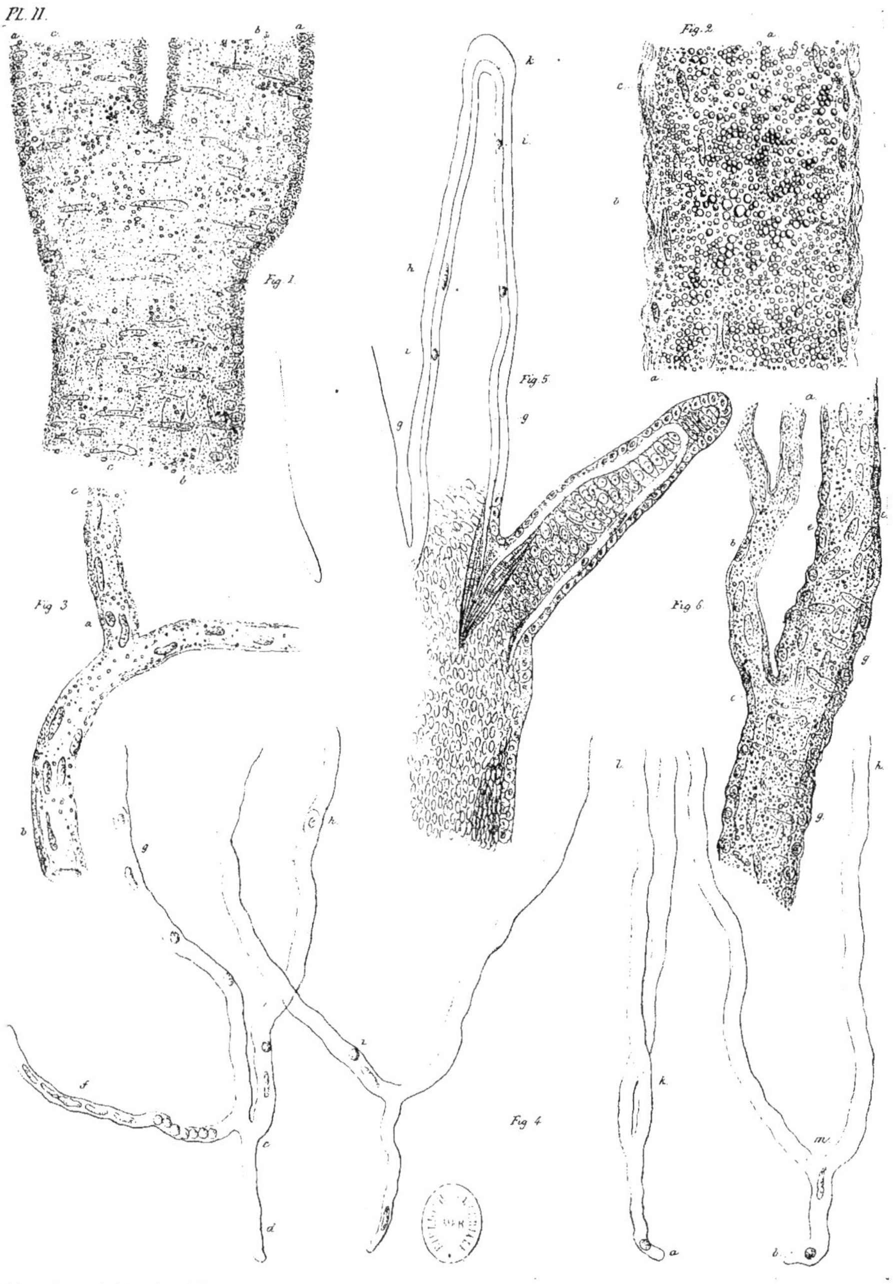

P. Lackerbauer et Ch. Robin ad. nat. del.

Vaisseaux capillaires.

Fig. 1 et 6. Anatomie. — fig 4 et 5 développement. — fig. 2 et 3 lésions.

TABLE DES MATIÈRES.

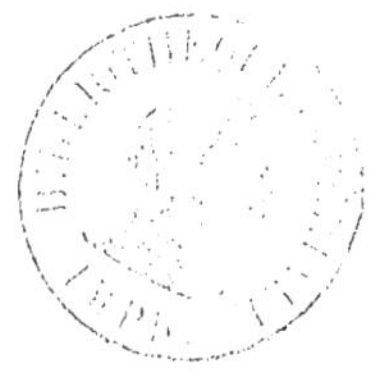

Paris. — Imprimé par E. THUNOT ET Ce, rue Racine, 26.

www.ingramcontent.com/pod-product-compliance
Ingram Content Group UK Ltd.
Pitfield, Milton Keynes, MK11 3LW, UK
UKHW021005200726
13857UKWH00004B/1283